Geheimwissen Prostata

Der OP-freie Weg zu lebenslanger Männlichkeit und bester Blasengesundheit

Günter Stein

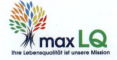

Impressum

4. Auflage, 2019
maxLQ, ein Unternehmensbereich der FID Verlag GmbH,
Koblenzer Straße 99, 53177 Bonn

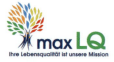

Alle Rechte vorbehalten. Nachdrucke und Vervielfältigungen, auch auszugsweise, nicht gestattet.
Satz und Layout: NeWS. Agentur M. Schmidt, Bad Marienberg
Druck: HMM Tim d.o.o., 1241 Kamnik
Fotos: www.123Rf.de, Coverfoto: Antimo Andriani
Zeichnungen: Ute Pawellek
Redaktion: Günter Stein und Sandra Bierstedt
Herausgeberin: Daniela Birkelbach
ISBN: 978-3-95443-029-1

Wichtiger Hinweis:
Alle Beiträge wurden mit Sorgfalt recherchiert und überprüft. Die in diesem Buch veröffentlichten Informationen und Tipps können ärztliche Beratung und Betreuung jedoch nicht ersetzen. Die Beiträge enthalten keine individuellen Ratschläge. Für die Behandlung von Beschwerden und Erkrankungen empfiehlt es sich auf jeden Fall, ärztliche Hilfe in Anspruch zu nehmen. Bitte haben Sie Verständnis dafür, dass wir deshalb keine Leserfragen mit der Bitte um persönliche Gesundheitsratschläge beantworten können. Für Hinweise und Anregungen allgemeiner Art, die das Buch betreffen, sind wir jedoch jederzeit dankbar.

Inhaltsverzeichnis

Vorwort 3

Die Prostata – DAS Sexualorgan des Mannes............................. 5

Wie Sie sich Ihre Prostata vorstellen können 8

Wo genau die Prostata lokalisiert ist 9

Die häufigste „Männerkrankheit":
Gutartige Prostatavergrößerung 12

Soforthilfe: Mit diesen 12 Tipps lindern Sie
Ihre Beschwerden 25

Sex und Prostataprobleme:
Gibt es einen Zusammenhang – ja oder nein? 27

Selbsttest: Wie steht es um die Gesundheit
Ihrer wichtigsten Drüse?... 30

Der Weg zum Arzt: Das erwartet Sie beim Urologen 32

So sieht eine „Digitale Rektale Untersuchung" aus 36

Der PSA-Test – so umstritten wie nützlich............................... 39

PCA3: Dieser neue Test gibt genaueren Aufschluss
über Prostatakrebszellen 49

Welche Untersuchungen Ihnen zusätzlich Klarheit geben 51

Diese Therapiemöglichkeiten stehen Ihnen
bei einer BPH offen 57

Homöopathische Substanzen? Auch kleine Mengen
wirken kraftvoll! 95

So ernähren Sie sich prostatagesund 97

Wie Sie mit Beckenbodentraining Ihre Muskel-
und Manneskraft langfristig erhalten 102

Mit diesem Übungsprogramm steigern Sie
Ihre Muskelkraft 109

Wie Sie Ihre Beckenbodenmuskeln
ganz nebenbei trainieren 115

Kennen Sie den Unterschied zwischen einer BPH und
Prostatakrebs 120

Prostatakrebs – die häufigste Tumorerkrankung
bei Männern! 122

Was tun, wenn bei Ihnen Prostatakrebs
diagnostiziert wurde? 134

Prostata-Karzinom: Diese Maßnahmen stehen
Ihrem Arzt zur Verfügung.. 142

Natürliche Methoden mit Anti-Krebs-Wirkung 168

Wenn die Entscheidung „OP" lautet:
So bereiten Sie sich optimal darauf vor 185

So erholen Sie sich nach einer Prostata-Operation schnell
und nebenwirkungsfrei 190

Prostata: Die Wahrheit über den Sex nach dem Krebs 197

Prostatitis – Eine schmerzhafte Entzündung der Prostata 202

Mit einer Brokkoli-Kur gegen Prostatitis und BPH:
98 % der Anwender sind danach beschwerdefrei 213

Prostatodynie: Schmerzen der Seele im Beckenbereich 217

Alle Inkontinenzformen und deren Symptome 220

Einige Begriffe, die zum besseren Verständnis dienen 232

Vorwort

Lieber Leser,

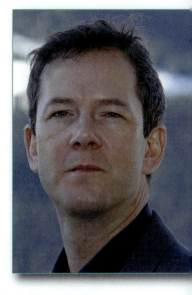

kaum ein Mann macht sich Gedanken über seine Prostata. Dass die Prostata „funktioniert", wird als gegeben hingenommen, zumindest wenn Sie jung sind.

Wahrscheinlich hat es damit zu tun, dass die Prostata (auch Vorsteherdrüse genannt) – anders als die sonstigen Bestandteile der männlichen Anatomie – im Inneren Ihres Körpers gelegen ist. Das Organ gilt keineswegs als „sexy", dabei ist es enorm wichtig für den Geschlechtsverkehr, sogar fast wichtiger als Ihr Penis. Und während man(n) die Funktion der Blase wohl unmöglich ignorieren kann, ist das bei der Prostata durchaus möglich – zumindest solange sie problemlos funktioniert.

Dabei kommt praktisch kein Mann um das häufigste Prostata-Problem herum: die gutartige Vergrößerung der Prostata. Sie beginnt bereits ab dem 30. Lebensjahr und schreitet langsam voran. Das Heimtückische an der Erkrankung: Beschwerden entwickeln sich erst Jahr(zehn)e später.

Erschreckend: Im Alter von 50 Jahren leidet heutzutage bereits jeder dritte Mann an BPH (auch BSP, benignem Prostatasyndrom). Im Alter von 70 Jahren sind es sogar 50 %.

Zuerst merken Sie nur, dass Sie ständigen Harndrang verspüren. Die meisten Männer unternehmen in diesem Stadium nichts. Und genau das ist der Fehler. Denn wenn Sie nicht bei den ersten Anzeichen handeln, wird es permanent schlimmer. Ihre Prostata nimmt irgendwann die Größe einer Apfelsine an, Sie wachen nachts andauernd auf, und die Prostata brennt wie Feuer. Trotzdem verbergen die meisten Männer Ihre Probleme und laufen lieber ständig auf die Toilette. Erst wenn es unerträglich wird, greifen viele zu Tabletten. Die wiederum machen häufig impotent und wirken meist nur unzureichend. Oder Sie stimmen einer schmerzvollen Operation zu, die zur Folge hat, dass Nerven zerstört werden und sie gezwungen sind, dauerhaft Windeln zu tragen.

Aber das Schöne ist: Für **Sie** gibt es eine andere Lösung! Welche das speziell für Sie ist, was Ihnen Ihr Arzt zu diesem Thema bis dato verschwiegen hat, und was Sie ansonsten noch tun können, um Ihre Prostata „fit" zu halten – hier erfahren Sie es!

Mit den besten Grüßen von Mann zu Mann
Ihr

Günter Stein

Die Prostata:
DAS Sexualorgan des Mannes

Was die meisten Menschen – und auch Männer – oft gar nicht wissen: Die Prostata (deutsch auch Vorsteherdrüse) ist Teil der männlichen Geschlechtsorgane. Genauer gesagt ist sie **das** Sexualorgan des Mannes. Die Bezeichnung leitet sich vom griechischen Wort „prostates = Vorsteher" ab. In gesundem Zustand hat sie ungefähr die Form und Größe einer Kastanie. Sie befindet sich unterhalb der Harnblase und umschließt ringförmig einen Teil der Harnröhre. Die Vorsteherdrüse besteht aus Bindegewebe, Muskulatur und vielen einzelnen Drüsen.

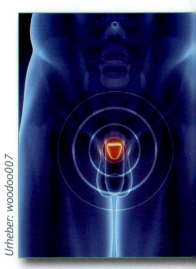

Urheber: woodoo007

Fokus Prostatagesundheit

Das Innere der Prostata – ungefähr 25 % ihres Volumens – setzt sich aus etwa 50 kleinen Einzeldrüsen zusammen. Diese werden aus Stützzellen des Bindegewebes gebildet, den sogenannten Stromazellen. Zwischen ihnen liegen dann die Drüsenzellen. Jede einzelne Drüse ist umgeben von einer Kapsel aus Bindegewebe und liegt in einem Muskelkörper.

Das Innere – also die Drüsen – wird von weiblichen Geschlechtshormonen, wie z. B. Östrogen, beeinflusst. Die – größere – äußere Zone wird von dem männlichen Geschlechtshormon Testosteron gesteuert.

Von der Kastanie zum Apfel

Bei einem Neugeborenen wiegt die Prostata nur ein bis zwei Gramm. Sie hat dann vergleichsweise die Größe einer Erbse. Zu

Beginn der Pubertät beginnen die Hoden Testosteron zu produzieren. Die Androgenrezeptoren (AR) der Prostata-Zellen reagieren auf diese Testosteronproduktion. Genau das bewirkt das signifikante Wachstum der Prostata. Denn die Androgene sind wie Nahrung für die Zellen der Prostata. Ohne sie würden die Zellen schrumpfen und verhungern. Um das 20. Lebensjahr herum ist das Wachstum abgeschlossen. Im ausgewachsenen Stadium steigt das Gewicht der Prostata auf 18 bis 20 Gramm. Bis zum 30. Lebensjahr gibt es nur äußerst selten Probleme.

> **Wussten Sie das schon?**
>
> Im Gegensatz zu anderen Körperteilen ist die Prostata noch nicht so lange genau bekannt. Erst Ende des 18. Jahrhunderts gelang es zum ersten Mal, sie darzustellen – sowohl in ihrer Funktion als auch im Aufbau. Zuvor war übrigens schon Leonardo da Vinci an der Prostata gescheitert. Er stellte sie als „Urinfabrik" dar.

Ungefähr ab dem 40. Lebensjahr setzt das Prostatawachstum erneut ein. Es verläuft relativ langsam und zunächst beschwerdefrei. Ab dem 50. Lebensjahr haben etwa 50 % der Männer erste Prostataprobleme durch das Wachstum. Normalerweise wiegt die Prostata eines Mannes, der eine BPH hat, zwischen 60 und 100 Gramm, das entspricht dann ungefähr der Größe eines Apfels.

▶ **Achtung!** Allerdings kann ein Mann auch dann an BPH-Symptomen leiden, wenn die Prostata nur 35 Gramm wiegt. Denn ab 20 Gramm spricht man von einer Vergrößerung.

Die Prostata sorgt für die Beweglichkeit der Spermien

Die Aufgabe der Prostata ist es, ein Sekret (u. a. Spermin) zu produzieren, das den Samenzellen (Spermatozoen) zugefügt wird, bevor diese beim Geschlechtsverkehr den männlichen Körper verlassen. Etwa 60 % des Volumens des Samenergusses stammen aus der Prostata. Es enthält zahlreiche Bestandteile, welche die Beweglichkeit, die Nährstoffversorgung und damit die Befruchtungsfähigkeit der Samenzellen beeinflussen. Das Spermin sorgt also für die flüssige Konsistenz des Samenergusses. Und nur wenn all diese Stoffe von der Prostata in ausreichendem Verhältnis zusammengestellt worden sind, ist auch die Fruchtbarkeit des Mannes gegeben.

Um bei der Kastanie zu bleiben: Das von den Prostatadrüsen produzierte Spermin verursacht zudem auch den typischen Geruch der Samenflüssigkeit nach Kastanienblüten.

Ohne Prostata kein Lustempfinden

Die Prostata ist nicht nur für die Produktion eines Hauptteils der Samenflüssigkeit verantwortlich, sie wird oft auch als der männliche G-Punkt bezeichnet. Denn: Die Prostata ist hauptsächlich für das Orgasmusempfinden verantwortlich, weil sie bei der Ejakulation rhythmisch kontrahiert.

Außerdem zieht sie bei der Ejakulation den Blasenhals mit Hilfe des Sphinkters (Schließmuskel) zusammen und verhindert so, dass das Ejakulat zurück in die Blase fließt.

▶ **Sie sehen:** So klein die Prostata auch ist, so wichtig ist sie für Sie und Ihre Lebensqualität!

Wie Sie sich Ihre Prostata vorstellen können

Die Prostata setzt sich aus Millionen kleiner rohrförmiger Drüsen zusammen, die sich wiederum in fünf Lappen gliedern: zwei davon seitlich, einer in der Mitte, einer hinten und einer vorne.

Ihr innerer Teil produziert Sekrete, durch die die Innenwand der Harnröhre feucht gehalten wird. Der äußere Teil bildet dünnflüssiges und milchiges Sekret, das bei der Ejakulation in die Harnröhre ausgestoßen wird und einen Großteil der Samenflüssigkeit ausmacht. Das macht das Sekret der Prostata zu einem wichtigen Bestandteil des Spermas, da es lebenswichtige Nährstoffe liefert.

Das in der Prostata enthaltene Muskel- und Bindegewebe hilft der Drüse, sich zusammenzuziehen, und unterstützt den Ausstoß der Sekrete in die Harnröhre.

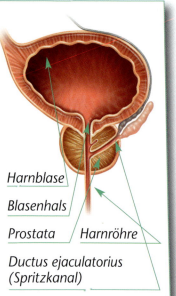

Harnblase
Blasenhals
Prostata
Harnröhre
Ductus ejaculatorius (Spritzkanal)

Urheber: lightwise

Wo genau die Prostata lokalisiert ist

Die Prostata liegt
- ▶ zwischen dem hinteren Ansatz des Hodensackes und
- ▶ dem Anus sowie
- ▶ unterhalb der Harnblase.

Das obere Ende der Prostata ist direkt mit dem Schließmuskel der Harnblase, dem Ventil, verbunden. Die Harnröhre verläuft durch die Mitte der Prostata. Sie umschließt die Harnröhre und den Ausgangskanal der Harnblase im Vergleich so, wie eine Manschette beim Blutdruckmessen Ihren Arm umschließt. Die Spitze, also das untere Ende der Prostata, ist fast mit dem Penis verbunden. Dazwischen befindet sich ein weiterer, der äußere Schließmuskel.

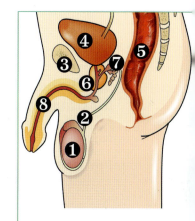

1 Hoden
2 Samenleiter
3 Schambein
4 Harnblase
5 Rektum
6 Prostata
7 Spritzkanal
8 Harnröhre

Urheber: Peter Lamb

Die Lage der Prostata unterhalb der Harnblase und um die Harnröhre herum erklärt, warum das häufigste Symptom einer Prostata-Erkrankung Störungen beim Wasserlassen ist.

Und die Lage am Enddarm ist insofern von Bedeutung, da der Arzt bei der Untersuchung so die Prostata ertasten kann. Durch diesen Tastbefund kann er feststellen, ob sie vergrößert, verhärtet oder unregelmäßig ist.

Die untrennbare Funktion von Prostata und Harnröhre

Wie ein Halsband liegt die Prostata um die Harnröhre. Die Harnröhre dient der Samenflüssigkeit und dem Urin als Transportweg. Spermien werden in den Hoden produziert und in den Nebenhoden zwischengelagert. Vorübergehend können sie auch in den Hodenkanälchen gespeichert werden. Diese führen von den Hoden zu den Spritzkanälchen im Innern der Prostata, die wiederum Samen in die Harnröhre entleeren.

Die häufigsten Prostata-Erkrankungen im Überblick

Name	Wichtigste Anzeichen
Prostatitis	▶ Kälte- und Druckgefühl im Unterbauch ▶ Schmerzen beim Wasserlassen
Prostatodynie	Beschwerden wie bei der Prostatitis
gutartige (benigne) Prostata-hyperplasie (BPH)	▶ verlangsamtes Wasserlassen ▶ abgeschwächter Harnstrahl ▶ häufiger Harndrang ▶ Nachtröpfeln ▶ Restharngefühl ▶ Schmerzen beim Wasserlassen
Krebserkrankung der Prostata	▶ keine Warnsignale im Frühstadium ▶ später Beschwerden beim Wasserlassen ▶ Rückenschmerzen ▶ Blut in Sperma und Urin

Wo genau die Prostata lokalisiert ist

Bei sexueller Erregung wird Sperma in die Samenleiter gepumpt, und beim Orgasmus werden durch die Kontraktion der Samenblasen die gesamte Flüssigkeit am unteren Teil der anliegenden Samenblasen der Harnröhre sowie die Prostatasekrete in die Harnröhre gepresst. Die Muskeln um die Harnröhre pressen sich zusammen und schleudern die Samenflüssigkeit über den Penis nach außen – der so genannte Samenerguss.

Ursachen	Altersgruppe
Infektionsherde im Körper	20- bis 40-Jährige, tritt aber auch bei älteren Männern auf
oft rein psychosomatisch	meist 20- bis 50-Jährige
meist unklar; Hormone spielen eine Rolle	ab 45 aufwärts, 50 % aller über 70-Jährigen sind betroffen
meist unklar; eine Rolle spielen Erbfaktoren, Hormone und Ernährung	am häufigsten nach dem 65. Lebensjahr, bei Risikofaktoren (z. B. Veranlagung) ab 40 Jahren

Die häufigste „Männerkrankheit": Gutartige Prostatavergrößerung

Praktisch kein Mann wird im Laufe seines Lebens nicht mit dem häufigsten Prostata-Problem konfrontiert: der gutartigen Vergrößerung der Prostata. Bereits ab dem 50. Lebensjahr ist jeder dritte Mann betroffen, bei den über 60-Jährigen sind es sogar 50 %. Winken Sie bitte nicht ab. Selbst wenn Sie noch nicht betroffen sind, legen Sie genau **jetzt** den Grundstein für Ihre weitere Prostatagesundheit. Denn Ihnen ist am besten dann geholfen, wenn Sie möglichst frühzeitig gegensteuern.

Die Abkürzung für eine Prostatavergrößerung lautet **BPH**. Dieser Begriff wird oft synonym für die Krankheitsbilder

- benigne Prostatahyperplasie,
- **Prostataadenom,**
- **benignes Prostatasyndrom (BPS)** oder auch
- **benign prostate enlargement (BPE)**

gebraucht. Bei der BPH kommt es zu einer gutartigen Vergrößerung der Prostata durch eine Vermehrung von ansonsten unauffälligen Zellen. Dadurch entstehen gutartige Wucherungen des Binde- und Stützgewebes der Prostata.

Das Wort „gutartig" bedeutet in diesem Zusammenhang – eine harmlose Veränderung, die keine direkte Gefahr für die Gesundheit darstellt sowie nicht wiederkehrend und nicht bösartig ist. Diese Definition ist allerdings nur zum Teil richtig.

Denn: Die BPH ist nicht bösartig wie ein Tumor, also Krebs. Allerdings kann eine BPH nicht als harmlos klassifiziert werden, da sie eine akute Gefahr für die Gesundheit darstellt und sehr wohl rezidiv ist, also wiederkehren kann, und in ihrer Schwere fortschreitet.

Die häufigste „Männerkrankheit": Gutartige Prostatavergrößerung

Die Lage der Prostata erklärt, warum die Probleme beim Wasserlassen überhaupt auftreten

Die Prostata umschließt einen Teil der Harnröhre. Tritt nun eine Prostatavergrößerung ein, wird die Harnröhre durch die vergrößerte Vorsteherdrüse wie durch einen Ring zusammengedrückt. Der Harnblasenmuskel muss also viel stärker arbeiten, damit der Urin die Harnblase durch die verengte Harnröhre verlassen kann. Schon in diesem Stadium führt die Prostatavergrößerung dazu, dass sich die Blase nicht mehr ohne Probleme entleeren lässt.

Und: Wie jede Form von Kraftanstrengung lässt auch dieses „Training" den Harnblasenmuskel wachsen bzw. kräftiger werden. In der Folge wird die Harnblase empfindlicher. Schon bei geringer Harnansammlung meldet sie dem Gehirn Harndrang. Das ist genau das, was Sie häufig – und auch nachts – auf die Toilette treibt. Ab einer bestimmten Größe verengt die Prostata die Harnröhre so stark, dass Sie Beschwerden beim Wasserlassen verspüren.

Das Tückische an dieser Prostata-Erkrankung ist, dass sie auch am Anfang meist unbemerkt verläuft. Sie beginnt symptomlos bereits sehr früh, etwa ab dem 30. Lebensjahr, und schreitet langsam voran. Denn die Probleme beim Wasserlassen werden nur schleichend stärker. Und am Anfang spüren

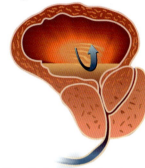

Vergrößerte Prostata

Das Drüsengewebe der Prostata ist gewuchert und verengt so die Harnröhre. Dadurch kann der Urin nicht mehr ungehindert abfließen.

Urheber: Roberto Biasini

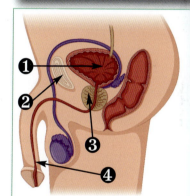

1 mit Harn gefüllte Harnblase
2 Schambein
3 vergrößerte Prostata, die den Harnabfluss verhindert
4 Harnröhre

Urheber: iimages

Sie auch keinen Schmerz. Beschwerden entwickeln sich erst Jahr(zehnt)e später. Ab dem 50. Lebensjahr treten meist die ersten Symptome auf.

Die typischen Beschwerden hier noch einmal im Detail …

- Rückgang der Stärke des Harnstrahls und Rückgang des Durchmessers des Strahls,
- häufigerer Harndrang am Tag,
- mehrmaliger Harndrang nachts (Nykturie),
- das Gefühl, sofort urinieren zu müssen (Drang),
- anstrengendes Herauspressen des Urins,
- tröpfelnder Urin oder Schwierigkeiten, das Wasserlassen zu stoppen,
- das Gefühl, noch weiter Wasser lassen zu müssen, nachdem der Strahl aufgehört hat,
- Entleerung einer Nachportion am Ende des Wasserlassens,
- Schmerzen oder ein brennendes Gefühl beim Wasserlassen,
- kompletter Urinstau
  (weil bei einer fortgeschrittenen BPH die vergrößerte Prostata den Durchfluss von Urin komplett blockieren kann).

Erst wenn all diese Schwierigkeiten nicht mehr zu verleugnen sind, gestehen sich die meisten Männer ein, dass sie ein gesundheitliches Problem haben. Und selbst dann vertrauen sich viele – oft aus Angst und Scham vor der Untersuchung – weder ihrem Arzt noch ihrer Partnerin an.

Machen Sie diesen Fehler nicht! Denn eine Prostatavergrößerung kann Sie enorm in Ihrer Freiheit einschränken und begleitet Sie tagtäglich. Aber Sie können dieser Entwicklung ganz einfach vorbeugen und sie sogar rückgängig machen. Erfahren Sie hier, wie das möglich ist – und was Ihnen bis jetzt noch kein Arzt gesagt hat!

Wie BPH-Symptome Ihren Alltag und Ihre Lebensqualität beeinträchtigen

Die Beschwerden der benignen Prostatahyperplasie sind von Patient zu Patient unterschiedlich, bestimmte Symptome treten jedoch in der Mehrzahl der Fälle auf. Die Zahl und die Intensität der Symptome schwanken auch je nach Alter: Eine beginnende BPH macht sich bei Ihnen durch eine Veränderung beim Harndrang bemerkbar: Erst verspüren Sie Schwierigkeiten beim Wasserlassen oder auch beim Zurückhalten des Urins. Sie haben öfter das Bedürfnis, auf die Toilette gehen zu müssen, später wird das Gefühl zusätzlich drängender. Sie haben nicht nur tagsüber das (Sicherheits-)Bedürfnis, sich in der Nähe einer Toilette aufhalten zu wollen, sondern sind auch gezwungen, nachts öfter aufzustehen.

> **... und ihre möglichen Auswirkungen im Alltag:**
> - die Trinkmenge wird eingeschränkt (Flüssigkeitsmangel),
> - dauerhafter Schlafmangel und Erschöpfung,
> - eingeschränkte soziale Aktivitäten (z. B. Sport oder Reisen),
> - peinliche Situationen,
> - Angst vor Krebs.

Je mehr die Erkrankung voranschreitet, desto mehr beherrscht Sie Ihr Leben

Und während Ihr Bedürfnis, Wasser zu lassen, zunimmt, wird gerade das mehr und mehr zum Problem. Sie können die Blase nicht mehr komplett entleeren. Denn bei fortgeschrittener BPH kann die Prostata so groß werden, dass sie nach oben auf die Blase drückt. Dieser Druck führt entweder dazu, dass die Blase immer weniger Harn speichern kann. Oder aber es bildet sich eine Aussackung, in der immer ein wenig Restharn verbleibt. Das wiederum kann zu einem Rückstau des Harns bis zu den Nieren führen, die dann ebenfalls Schaden nehmen.

Im Detail: Diese 11 Beschwerden zeigen Ihnen das Vorliegen einer BPH an

1. Schwacher Harnstrahl
Eines der wichtigsten Symptome ist der verringerte Harnstrahl. Die vergrößerte Prostata drückt die Harnröhre zusammen und lässt nicht mehr so viel Flüssigkeit passieren.

2. Häufiger Harndrang/erhöhte Miktionsfrequenz
Einige Männer müssen jede Toilette, an der sie vorbeikommen, aufsuchen. Im Normalfall ist das Wasserlassen alle zwei bis fünf Stunden notwendig – es sei denn, Sie haben sehr große Mengen an Flüssigkeit wie Kaffee, Tee oder Bier konsumiert. Die Prostata kann so groß sein, dass sie auf die Blase drückt, sodass die Kapazität der Blase verringert ist. Die normale Blase hat bei einem Mann ein Fassungsvermögen von 355 bis 502 Milliliter.

3. Vermehrtes nächtliches Harnlassen (Nykturie)
Die meisten Männer – und auch viele Frauen – müssen mindestens einmal pro Nacht urinieren, vor allem, wenn sie große Mengen Flüssigkeiten vor dem Zubettgehen zu sich genommen haben. Männer, die eine BPH haben, müssen allerdings mehrmals aufstehen, können jedoch meist nur eine sehr kleine Menge Harn ablassen. Das liegt daran, dass die Prostata derart vergrößert ist, dass sie auf die Blase drückt. Dadurch kann die Blase den Harn nicht mehr so lange zurückhalten wie im Normalfall. Die Folge: Viele Männer leiden durch die häufigen Störungen der Nachtruhe an Schlafmangel.

Nykturie ist das Symptom, das die Betroffenen am ehesten veranlasst, ihren Arzt aufzusuchen. Allerdings ist das alleinige Vorliegen einer Nykturie nicht der endgültige Beweis für eine BPH. Auch Männer, die sich einer radikalen Prostatektomie unterzogen haben, an einer Prostatistis oder einem Harnwegsinfekt leiden, müssen mehrmals pro Nacht die Toilette aufsuchen.

4. Starker und unkontrollierter Harndrang
Die betroffenen Männer haben das Gefühl, dass sie jetzt sofort urinieren müssen und dass Sie es kaum bis zur Toilette schaffen.

5. Verzögertes Harnlassen
Die Betroffenen können im WC nicht einfach den Harn laufen lassen. Sie benötigen häufig mehrere Anläufe, bis der Harnfluss einsetzt. Oft behindern auch die äußerlichen Umstände den Betroffenen zusätzlich.

> ▶ **Mein Tipp:**
> Wenn Sie Probleme beim Urinieren haben, setzen Sie sich beim Wasserlassen. Oftmals entspannt das Sitzen, und der Harnfluss wird erleichtert. Anderen Männern fällt das Urinieren im Stehen leichter. Probieren Sie es für sich aus!

6. „Startschwierigkeiten" – verzögerter Beginn der Blasenentleerung
Häufig kostet es die Betroffenen viel Kraft, den Urin durch die verengte Harnröhre zu pressen. Das wird durch die verhärtete Blasenmuskulatur aufgrund der vergrößerten Prostata verursacht. Permanentes Pressen kann auch dazu führen, dass die Blasenmuskulatur einfach überhaupt nicht funktioniert. Dazu ein Beispiel: Viele Männer erwachen am Morgen mit einer Erektion und Harndrang. In diesem Fall ist es nur unter Anstrengung möglich, das Wasserlassen zu starten. Der Grund dafür ist, dass der Blasenschließmuskel so ausgelegt ist, dass er sich bei einer Erektion verschließt, damit kein Ejakulat in die Blase eindringen kann. Genau dieser Effekt tritt auch bei einer BPH ein.

7. Nachtröpfeln und Schwierigkeiten, den Harnfluss zu stoppen
Ein Symptom ist die Schwierigkeit, das Wasserlassen zu beginnen. Ein anderes Symptom ist das Problem, den Urinfluss zu unterbre-

chen oder – vollständig – zu stoppen. Einem Mann mit BPH kann es passieren, dass er das Gefühl hat, dass der Harnfluss zu Ende ist. Allerdings tritt in vielen Fällen noch Urin aus. Dieses unkontrollierte Nachtröpfeln wird als extrem unangenehm und peinlich empfunden. Durch Stress kann diese „Undichte" noch verschlimmert werden.

8. Verminderter Durchmesser des Urinstrahls
Der Urinstrahl bei einem jungen Mann hat einen Durchmesser von ca. 60 Millimeter. Bei einem Mann mit BPH ist der Strahl auf einen Durchmesser von weniger als 16 Millimeter geschrumpft. Das hat seine Ursache in der Verengung der Harnröhre durch die vergrößerte Prostata.

9. Das Gefühl, die Blase nicht entleeren zu können
Selbst wenn Sie gerade Wasser gelassen haben, haben Sie das Gefühl, dass die Blase nicht vollständig entleert ist.

10. Schmerzen (Dysurie) oder Brennen beim Wasserlassen
Schmerzen oder Brennen beim Wasserlassen können auf eine Reizung der Harnröhre zurückzuführen sein. Wenn der Mann nicht in der Lage ist, die Blase vollständig zu entleeren, kann es zu bakteriellen Infektionen kommen, die Schmerzen und Brennen beim Wasserlassen verursachen. Schmerzen und Brennen können allerdings auch auf eine Entzündung der Prostata, eine Prostatitis sowie Blasen- oder Prostatasteine hindeuten.

11. Vollständiger Harnstau
Der vollständige Harnverhalt ist eine Notallsituation. Der Betroffene muss sofort ein Krankenhaus oder einen Urologen aufsuchen und behandelt werden. Treten Übelkeit, Schwindel, Schläfrigkeit oder ungewöhnliche Schläfrigkeit auf, können durch den Harnstau Schädigungen der Nieren eingetreten sein.

Diese Risiken birgt eine Prostatavergrößerung

Gutartige Vergrößerungen der Prostata sind nicht gefährlich, bergen aber – unbehandelt – drei Probleme, die sich in drei Stadien darstellen lassen:

Stadium 1: Reizstadium
Die Blasenmuskulatur kann die Einengung durch die Prostata noch ausgleichen. Es kommt jedoch zu häufigem Harndrang, verzögertem Beginn der Entleerung und einem abgeschwächten Harnstrahl.

Stadium 2: Restharnstadium
Jetzt reicht die Kraft der Blase nicht mehr für eine ungestörte Entleerung aus. Es verbleibt Restharn in der Blase, und es besteht die Gefahr des Rückstaus in die Nieren mit drohender Harnvergiftung.

Stadium 3: Dekompensationsstadium
Die Harnröhre ist nun so abgequetscht, dass nur noch ein Verweil-Katheter oder die operative Entfernung der gutartigen Geschwulst (Prostata > 80 Gramm) Abhilfe schaffen kann.

▶ **Darum lautet mein Appell erneut:** Haben Sie keine Angst und auch kein Schamgefühl vor dem Gang zum Arzt. Er wird Ihr Problem verstehen und sich der Sache annehmen. Der Arzt wird Sie vollständig untersuchen, um eine notwendige Behandlung veranlassen zu können. Er wird – je nach Notwendigkeit – Bluttests vornehmen, Harntests, eine rektale Untersuchung, eine Ultraschalluntersuchung, eine Blasenspiegelung und/oder ein intravenöses Urogramm, also eine Röntgenaufnahme Ihres Harntrakts. Je früher Sie zum Arzt gehen, desto besser können Sie das Fortschreiten eindämmen und Ihre Lebensqualität erhalten!

Wodurch es zu einer Vergrößerung der Prostata kommt

Was genau die Prostata ab einem bestimmten Alter plötzlich wachsen lässt, ist noch nicht bis ins Detail erforscht. Sicher ist: Prostatahyperplasie-Patienten sind männlich und im fortgeschrittenen Alter. Die Ursachen, die hinzukommen, gleichen einem ganzen „Ursachen-Cocktail".

Eine der Hauptursachen ist der Hormonhaushalt, der sich beim Mann ab einem bestimmten Alter verändert. Vor allem die Hormone Östrogen und Testosteron lassen die Prostata wachsen. Aber auch entzündliche Prozesse spielen nach neuesten Erkenntnissen eine Rolle.

Die Ernährung ist ein weiterer Faktor, der zum Wachstum der Prostata beitragen kann. Da sich die Ernährungsgewohnheiten im Westen und im Osten deutlich unterscheiden, sieht man hier einen Grund für die größere Verbreitung der Prostatahyperplasie in westlichen Ländern. In östlichen Ländern wie China und Japan werden viel Soja, Obst und Gemüse gegessen – dadurch scheinen die Bewohner besser geschützt zu sein.

Wer ist besonders gefährdet?

Ganz klar: Diabetiker haben ein erhöhtes Risiko. Das haben Wissenschaftler der Universität von Kalifornien in San Diego/USA im Mai 2006 im *Journal of Clinical Endocrinology* beschrieben.

Es wurden mehr als 400 Männer zwischen 50 und 65 Jahren untersucht. Bei 21 % war die Prostata bereits vergrößert. Das größte Risiko hatten Männer, die auch einen erhöhten Blutzuckerspiegel aufwiesen. Sie litten dreimal häufiger an einer BPH als ihre Geschlechtsgenossen mit einem normalen Stoffwechsel.

Auch starkes Übergewicht erhöht das Risiko um mehr als das Dreifache.

> ▶ **Mein Tipp**
> Wenn Sie bereits an Diabetes oder Übergewicht leiden, sollten Sie beim nächsten Arztbesuch unbedingt einmal Ihre Prostata mit untersuchen lassen. Die Wahrscheinlichkeit, dass sie vergrößert ist sind, ist deutlich höher als in der Normalbevölkerung.

Hier die 3 Ursachen der Prostatavergrößerung

1. Testosteron – das Hormon, das Männer macht – ist im Tiefflug

Testosteron ist bei Weitem nicht nur wichtig für Ihre Manneskraft und Libido, es ist auch essenziell für ein gesundes Herz, starke Muskeln und Knochen, gute Stimmung sowie für das allgemeine Wohlbefinden. Testosteron kommt im Körper in drei Formen vor:

1. an das Protein SHBG (Sexualhormonbindendes Globulin) gebunden (macht 70 bis 80 % des Gesamt-Testosterons aus)
2. an das Protein Albumin gebunden (ca. 20 % des Gesamt-Testosterons)
3. freies Testosteron (Rest)

Nur der kleine Rest an freiem Testosteron ist die aktive Form, die Vorgänge in Ihrem Körper steuert. Mit zunehmendem Alter liegt immer mehr Testosteron in gebundener, also inaktiver, Form vor – sprich: Der Testosteronspiegel sinkt.

2. Östrogen lässt Ihr Männlichkeitshormon schwach werden

Während also der Testosteronspiegel bei Ihnen mit zunehmendem Alter sinkt, bleibt der Östrogenspiegel im Inneren der Prostata auf einem gleich hohen Niveau. Durch dieses Östrogenübergewicht werden vermehrt Prostatazellen gebildet. Die Folge ist eine überschießende Wucherung des Prostatagewebes.

▶ **Achtung!** Eine Reihe von Studien zeigt, dass der Anstieg von Östrogen, der bei älteren Männern auftritt, nicht nur die Hauptursache für eine gutartige Prostatavergrößerung ist, sondern auch die Entstehung von Prostatakrebs fördert.

3. Sie geraten in ein hormonelles Ungleichgewicht
Neben dem Östrogenüberschuss spielt das in der Prostata gebildete Dihydrotestosteron (DHT) eine große Rolle bei der Entwicklung der Prostatavergrößerung.

Ursache ist auch hier ein hormonelles Ungleichgewicht. Beim älter werdenden Mann wird in der Prostata das männliche Sexualhormon Testosteron vermehrt in das Abbauprodukt Dihydrotestosteron (DHT) umgewandelt.

Das geschieht mithilfe des Enzyms 5-alpha-Reduktase aus dem Geschlechtshormon Testosteron. Eine zu hohe Konzentration an DHT führt zu einer krankhaften Vermehrung des Drüsengewebes und infolgedessen zu den typischen Beschwerden einer Prostatavergrößerung.

Wenn das Enzym 5-alpha-Reduktase hingegen blockiert wird, sinkt der DHT-Spiegel im Blut sofort signifikant: Ihre Männlichkeit und Ihre Prostata sind automatisch geschützt.

▶ **Achtung!** Das mit zunehmendem Alter vermehrt gebildete Hormon **Prolaktin** scheint diese Umwandlung noch zu verstärken. Die Produktion von Prolaktin wiederum wird durch Stress, Alkohol und den Alterungsprozess angeregt. Ein Gegengewicht zu Prolaktin ist das Hormon Melatonin, das aus den Medien als „Anti-Aging"-Hormon bekannt ist. Bezeichnenderweise fällt der Spiegel von Melatonin, das die Prolaktinproduktion kontrolliert, mit dem Alter in dem Maße, wie der Prolaktinspiegel steigt.

Die Wirkung von DHT auf die Entstehung von Prostata-Erkrankungen ist gut dokumentiert

Denn: Eine Kastration vor dem 40. Lebensjahr verhindert sowohl eine Prostatavergrößerung als auch Prostatakrebs. Diese Ergebnisse zeigen, dass Behandlungsstrategien zur Verringerung des DHT-Spiegels viele Formen von Prostata-Erkrankungen verhindern können.

Ein nicht ganz so blutiger Beweis, dass DHT eine Ursache für Prostata-Erkrankungen ist, haben Untersuchungen Ende der 1970er Jahre zu Tage gebracht: Männer mit niedrigen DHT-Spiegeln im Blut hatten eine kleine, also normal ausgebildete Prostata, während solche mit durchschnittlichen DHT-Spiegeln hingegen schon eine vergrößerte Prostata aufwiesen (Bartsch et al. 1979).

Warum Sie immer eine Doppelstrategie verfolgen sollten

Die Schulmedizin verfolgt den Ansatz, bei Prostatavergrößerungen Medikamente zu verordnen, die man synthetische 5-alpha-Reduktase-Hemmer nennt. Das ist allerdings nicht unumstritten. Denn die Hemmung des Enzyms 5-alpha-Reduktase ist wichtig, doch nur ein Teil einer effektiven Therapie.

▶ **Der Grund:** Die alleinige Hemmung des Enzyms 5-alpha-Reduktase hat unmittelbaren Einfluss auf die Aktivität eines anderen Enzyms namens Aromatase, das Ihren Östrogenspiegel ansteigen lässt. Da mit zunehmendem Alter bei Männern ohnehin schon ein Östrogenübergewicht entsteht, wird der Einfluss des Östrogens somit zusätzlich verstärkt. Durch dieses Östrogenübergewicht werden u. a. vermehrt Prostatazellen gebildet. Die Folge ist eine überschießende Wucherung des Prostatagewebes. Zudem macht zu viel Östrogen Sie als Mann impotent und sexunlustig.

▶ **Wichtig!** Ihr Ziel muss es also sein, beide Enzyme – 5-alpha-Reduktase und Aromatase – gleichzeitig und sicher zu hemmen. Wie das mit natürlichen Mitteln möglich ist, erfahren Sie ab Seite 57.

Die Folge einer BPH: Ihr Körper produziert schädliche Entzündungsfaktoren

Während gutartige Prostata-Erkrankungen gewöhnlich nicht lebensbedrohlich sind, können die Schlafstörungen, die sie verursachen, weil der Harndrang nachts zu stark wird, sehr wohl Ihre Gesundheit maßgeblich negativ beeinflussen.

Der Grund dafür ist, dass Sie, weil Sie durch die „nächtliche Rennerei" nicht genügend Schlaf bekommen, übermäßig viel Entzündungsstoffe produzieren, die Schäden an den Arterien, Gelenken, Knochen und Neuronen anrichten.

Ganz hart ausgedrückt: Eine gutartige Prostatavergrößerung beschleunigt Ihr Ableben selbst selten. Der chronische Schlafentzug, den sie verursacht, kann jedoch sehr wohl Ihren Tod beschleunigen.

Soforthilfe: Mit diesen 12 Tipps lindern Sie Ihre Beschwerden

Hier gebe ich Ihnen zwölf Tipps, die Ihnen helfen, Ihre Beschwerden beim Urinieren und in der Nacht zu lindern:

1. Tipp: Nehmen Sie sich Zeit! Wenn Sie zum Urinieren auf die Toilette gehen, machen Sie das ohne Hast und Zeitdruck.

2. Tipp: Setzen Sie sich! Statt stehend zu urinieren, können Sie sich auf die Toilette setzen und entspannt Wasser lassen.

3. Tipp: Entspannen Sie sich! Seien Sie vor dem Wasserlassen entspannt, und machen Sie sich keine Sorgen über Ihre Beschwerden, denn das kann sie nur noch schlimmer machen.

4. Tipp: Doppelt hält besser! Urinieren Sie, so viel Sie können. Dann entspannen Sie sich einen Moment und urinieren noch einmal.

5. Tipp: Lenken Sie sich ab! Während Sie auf der Toilette sind, können Sie sich durch Lesen ablenken oder an etwas anderes denken.

6. Tipp: Lassen Sie Wasser laufen! Drehen Sie während des Urinierens einen Wasserhahn auf, und lassen Sie das Wasser laufen. Es hilft auch, wenn Sie nur den Gedanken an fließendes oder plätscherndes Wasser haben.

7. Tipp: Trinken Sie nicht zu wenig! Begrenzen Sie auf keinen Fall Ihre Flüssigkeitszufuhr, um häufiges Urinieren zu vermeiden. Ihr Flüssigkeitshaushalt kann darunter leiden, und Sie könnten dehydrieren, was dann wieder zu anderen Problemen führen kann. Trinken Sie tagsüber. Wenn Sie nachts zu oft aufwachen, weil Sie auf die Toilette müssen, dann begrenzen Sie Ihre Flüssigkeitsaufnahme am Abend und leeren Ihre Blase möglichst vollständig, bevor Sie ins Bett gehen.

8. Tipp: Vermeiden Sie Cola, Kaffee und Alkohol! Der Konsum von Kaffee und Alkohol weckt in Ihrem Körper den Drang, vermehrt Wasser zu trinken. Und das hat die unangenehme Folge, dass Sie häufiger urinieren müssen.

9. Tipp: Lenken Sie sich ab! Entwickeln Sie Strategien, die Ihnen helfen, nicht ständig an den Harndrang denken zu müssen. Gehen Sie im Kopf durch, was heute noch auf Ihrer To-do-Liste steht. Entwerfen Sie etwa das Anschreiben an die Versicherung im Kopf, oder planen Sie den nächsten Tag.

10. Tipp: Schlagen Sie beim Sitzen Ihre Beine nicht übereinander. Um die Prostata zu entlasten und nicht abzudrücken, sollten Sie auch längeres Sitzen vermeiden und zwischendurch ein paar Minuten umhergehen.

11. Tipp: Vermeiden Sie bestimmte Medikamente! Manche Medikamente, die Sie rezeptfrei kaufen können, erschweren Ihnen das Wasserlassen. Das betrifft frei verkäufliche Antihistamine, Nasensprays und Mittel gegen Allergien. Überprüfen Sie gemeinsam mit Ihrem Arzt oder Apotheker die Medikamente, die Sie einnehmen, und tauschen Sie diese gegebenenfalls gegen andere Präparate aus.

12. Tipp: Trinken Sie unmittelbar vor dem Zubettgehen nichts mehr. Etwa eine Stunde, bevor Sie sich zum Schlafen hinlegen, sollten Sie nichts mehr trinken. So sorgen Sie für eine ungestörte Nachtruhe.

Sex und Prostataprobleme: Gibt es einen Zusammenhang – ja oder nein?

Viel Sex = weniger Prostataprobleme? *Richtig!*

Die Prostata verstärkt nicht nur das Orgasmusempfinden, sie hat auch direkt etwas mit der Erektionsfähigkeit zu tun. Das heißt im Umkehrschluss: Viele Erektionen schützen Sie vor Prostataproblemen!

Michael Leitzmann vom National Cancer Institute in den USA untersuchte den Zusammenhang zwischen der Ejakulationshäufigkeit (inklusive Masturbation) und dem Prostatakrebs-Risiko. Dazu befragte er in einem Zeitraum von acht Jahren 30.000 Männer. Seine Erkenntnis: Häufige Orgasmen (bei Männern, die mehr als 21 Ejakulationen pro Monat haben) senken das Risiko, an Prostatakrebs zu erkranken.

Urheber: edella

In der gesamten Gruppe war das Risiko einer Prostatakrebserkrankung um 33 % niedriger, in der Gruppe der Männer über 45 Jahre sogar um 51 %!

▶ **Fazit:** Gerade in der zweiten Lebenshälfte fördert also ein erfülltes Sexualleben Ihre Prostatagesundheit.

Blasenschwäche und Potenzprobleme hängen zusammen? *Richtig!*

Forscher aus Chapel Hill/USA haben in einer Fallstudie über 500 Teilnehmer mit Harndrang und eine ebenso große Gruppe ohne dieses Symptom verglichen. Das Ergebnis: Männer, die unter einer überaktiven Blase leiden, gaben um die Hälfte häufiger an, auch unter Potenzproblemen zu leiden. Sie klagten – gleichzeitig zur überaktiven Blase – über eine verminderte sexuelle Aktivität und über Unzufriedenheit beim Sex aufgrund erektiler Dysfunktionen.

> ▶ **Mein Rat**
> Wenn Sie die gesunde Funktion Ihrer Blase unterstützen, schützen Sie auch gleichzeitig Ihre Prostata und Ihre Sexualität!

Prostata-OP = (vorübergehende) erektile Dysfunktion? *Das kann richtig sein*

Bei vielen Männern herrscht die Angst vor, dass sie nach der operativen Behandlung einer gutartigen Prostatavergrößerung unter Impotenz leiden. Auch wenn immer wieder behauptet wird, die Operation mache impotent – stimmt das so nicht – es ist nur in rund 2 bis 10 % aller OP's der Fall.

In diesen Fällen werden bei der Prostata-OP die Nervenstränge verletzt, die für die Erektion verantwortlich sind. Diese Nervenstränge laufen rechts und links an der Prostata entlang.

Viel häufiger kommt es bei einer Prostata-OP allerdings zum sogenannten rückwärts gerichteten Samenerguss. Dabei gelangt der Samen nicht mehr in die Harnröhre, sondern in die Harnblase und wird mit dem Urin ausgeschieden. In diesem Fall verlieren Sie die Fähigkeit, Kinder zu zeugen.

Anders dagegen sieht es bei einer Prostatakrebs-Operation aus. Nach einem solchen Eingriff haben 30 % aller Männer unter 50 Jahre und sogar 80 % aller Männer über 70 Jahren Erektionsprobleme. Das liegt daran, dass bei der Operation Nerven verletzt

Sex und Prostataprobleme: Gibt es einen Zusammenhang – ja oder nein?

werden, die direkt unter der Prostata entlanglaufen. Diese Nerven sind aber für eine Erektion wichtig. Der Prozentsatz variiert allerdings je nach OP-Methode und Erfahrung des Operateurs sehr.

▶ **Wichtig!** Es gibt also mehrere Gründe, Ihre Prostata gar nicht erst bis zur Größe einer Pampelmuse anwachsen zu lassen. Welche Methoden das zuverlässig verhindern, stelle ich Ihnen ab Seite 57. vor. Mit der Garantie, dass Sie als Mann auch ein Mann bleiben!

Selbsttest: Wie steht es um die Gesundheit Ihrer wichtigsten Drüse?

Mit der Beantwortung der folgenden Fragen können Sie selbst prüfen, ob mit Ihrer Prostata alles in Ordnung ist. Immer wenn Sie eine der folgenden neun Fragen mit „Ja" beantworten müssen, notieren Sie sich die dahinterstehende Punktzahl. Für eine Nein-Antwort gibt es keine Punkte. Zum Schluss addieren Sie die Punkte und erfahren das entsprechende Ergebnis in der Test-Auswertung. Dieser Test kann natürlich keine ärztliche Diagnose ersetzen, er zeigt aber auf, ob bei Ihnen Symptome vorliegen, die typisch für eine sich entwickelnde Prostata-Erkrankung sein können.

Wenn Sie diese Fragen mit „Ja" beantworten, notieren Sie bitte die jeweilige Punktzahl:

1. Sind Sie älter als 40 Jahre und gehen Sie seltener als alle zwei Jahre zur Vorsorgeuntersuchung? 5
2. Haben Sie häufiger als vier- bis sechsmal am Tag Harndrang und dabei das Gefühl, die Blase nicht restlos zu entleeren? 8
3. Ist Ihr Harnstrahl auffallend dünn und schwach? 6
4. Müssen Sie jede Nacht einmal zur Toilette, auch wenn Sie abends nur wenig getrunken haben? 6
5. Müssen Sie jede Nacht wegen Harndrangs mehrmals zur Toilette? 10
6. Treffen zwei oder mehr der folgenden Angaben auf Sie zu: Überwiegend sitzende Lebensweise, Verzehr stark gewürzter Kost, Konsum hochprozentiger Alkoholika, Stuhlgang weniger als vier- bis fünfmal wöchentlich? 3
7. Fließen öfter kleine Harnmengen ab, ohne die direkte Notwendigkeit des Harnlassens? 15

Selbsttest: Wie steht es um die Gesundheit Ihrer wichtigsten Drüse?

8. Verspüren Sie einen (auch leichten) Schmerz bzw. ein Brennen beim Wasserlassen? 10

9. Beobachten Sie an sich folgende Symptome: leichte Schmerzen in der Dammgegend, im Unterleib, im Kreuz, Ziehen in der Leiste bis in die Hoden, eventuell begleitet von Abgeschlagenheit? 12

Auswertung:

Bis einschließlich 8 Punkte:
Glückwunsch! Ihrer Prostata scheint es ausgezeichnet zu gehen. Da sich ein Prostataleiden schleichend entwickelt, sollten Sie diesen Test aufbewahren und ihn alle sechs bis zwölf Monate wiederholen.

9 bis 14 Punkte:
Sie werden hin und wieder von leichten Anfangsbeschwerden geplagt, die Sie keinesfalls ignorieren sollten. Sprechen Sie mit Ihrem Arzt darüber, und lassen Sie die Ursachen abklären. Auch hier gilt: Je früher die Therapie einsetzen kann, desto besser.

Mehr als 14 Punkte:
Bei Ihnen liegen Symptome vor, die Sie veranlassen sollten, möglichst bald einen Arzt zu konsultieren. Auch wenn Sie sich an die Beschwerden im Laufe der Zeit gewöhnt haben sollten und nicht als stark einschränkend empfinden, ist ein Arztbesuch dringend anzuraten, denn ein weiteres Zögern kann die Probleme nur verschlimmern. Angst vor der Diagnose oder der Therapie ist fehl am Platz, denn die weitere Lektüre wird Ihnen bestätigen: Prostata-Beschwerden und -Erkrankungen können heute zuverlässig behoben werden – ein operativer Eingriff ist dabei oft nicht einmal notwendig.

▶ **Generell rate ich Ihnen:** Befolgen Sie meine Prostataschutz-Tipps ab Seite 57.

Der Weg zum Arzt: Das erwartet Sie beim Urologen

Ab dem 45. Lebensjahr können Sie eine jährliche kostenlose Prostata-Vorsorgeuntersuchung vornehmen lassen. Ich empfehle Ihnen, diesen Termin unbedingt wahrzunehmen. Denn die Untersuchung gibt Ihnen Sicherheit. Sinnvoll wäre es, wenn Sie sich bereits ab dem 40. Lebensjahr kontrollieren ließen!

Was genau bei dem Gespräch und der Untersuchung passiert

Zunächst wird Ihr Arzt in einem Gespräch Ihren individuellen Gesundheitszustand erfassen:

- ▶ Art und Dauer möglicher Beschwerden
- ▶ vorhergegangene operative Eingriffe
- ▶ allgemeine Gesundheitsprobleme
- ▶ Arzneimitteleinnahme

So muss der Arzt zum Beispiel ganz genau wissen, wo und wann Sie Schmerzen an der Prostata haben, ob Ihnen das Wasserlassen Probleme bereitet oder ob Sie ständigen Harndrang verspüren. Zudem wird er Sie nach Prostata-Erkrankungen in Ihrer Familie befragen.

Am zweckmäßigsten ist es, wenn Sie den Fragebogen ab Seite 34 bereits ausgefüllt mitbringen, dann hat Ihr Arzt erste Anhaltspunkte zu Ihren Symptomen. Und auch wenn Sie keinen Facharzt aufsuchen, können Sie selbst Ihre Symptome sehr gut einordnen.

Wie gesund sind Ihre Blase und Ihre Prostata?
Testen Sie sich mit dem Prostata-Fragebogen-IPSS

Vorgehensweise: Beantworten Sie den Fragebogen auf den Seiten 32 und 33 ehrlich(!). Bewerten Sie dafür die Symptome in der folgenden Tabelle mit den Werten null bis fünf – je nachdem, wie stark Sie betroffen sind. Addieren Sie im Anschluss einfach Ihre Punktzahlen. Den ermittelten Wert vergleichen Sie dann mit der unten stehenden Auswertung.

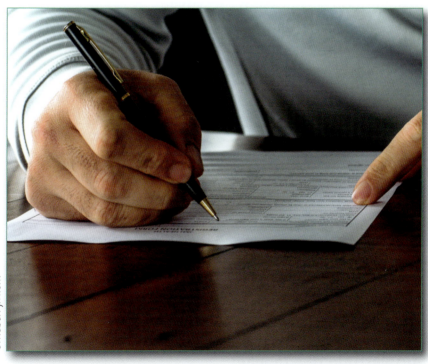

Urheber: jivkom

Wie gesund sind Ihre Blase und Ihre Prostata?
Testen Sie sich jetzt mit dem Prostata-Fragebogen-IPSS

Die Fragen beziehen sich auf den Durchschnitt der letzten vier Wochen!	niemals
Wie oft hatten Sie das Gefühl, dass Ihre Blase nach dem Wasserlassen nicht ganz entleert war?	0
Wie oft mussten Sie innerhalb von zwei Stunden ein zweites Mal Wasser lassen?	0
Wie oft mussten Sie beim Wasserlassen mehrmals aufhören und wieder neu beginnen (Harnstottern)?	0
Wie oft hatten Sie Schwierigkeiten, das Wasserlassen hinauszuzögern?	0
Wie oft hatten Sie einen schwachen Strahl beim Wasserlassen?	0
Wie oft mussten Sie pressen oder sich anstrengen, um mit dem Wasserlassen zu beginnen?	0
Wie oft sind Sie im Durchschnitt nachts aufgestanden, um Wasser zu lassen? Maßgebend ist der Zeitraum zwischen dem Zubettgehen und dem Aufstehen am Morgen.	niemals 0
Summe	_____

Auswertung der Tabelle:

0 bis 7 Punkte: leichte Beschwerden
8 bis 19 Punkte: mittelschwere Beschwerden
20 bis 35 Punkte: hochgradige Beschwerden

seltener als in einem von 5 Fällen	seltener als in der Hälfte der Fälle	in mehr als der Hälfte der Fälle	fast immer
1	2	4	5
1	2	4	5
1	2	4	5
1	2	4	5
1	2	4	5
1	2	4	5
einmal	zweimal	viermal	fünfmal oder öfter
1	2	4	5
___	___	___	___

Im Anschluss an das Gespräch stehen Ihrem Arzt mehrere Untersuchungsmethoden bei einer BPH zur Verfügung. Die wichtigsten stelle ich Ihnen auf den folgenden Seite vor:

So sieht eine „Digitale Rektale Untersuchung" aus

Zunächst erfolgt die ärztliche Untersuchung Ihres Genitalbereichs. Dazu gehört das Abtasten der Hoden. Der Arzt wird aber auch von innen durch Ihren Enddarm die Prostata abtasten. Das ist die Digitale Rektale Untersuchung (DRU). Die DRU ist Ihnen bekannt, sofern Sie an der regelmäßigen Vorsorgeuntersuchung ab 45 Jahren teilnehmen.

Sie beugen sich bei der Untersuchung nach vorn über den Untersuchungstisch, und der Arzt führt einen behandschuhten Finger in den Enddarm ein. Die hinteren und seitlichen Lappen der Prostata sind leicht durch die dünne Rektumwand zu ertasten.

Eine normale Prostata hat etwa die Größe einer Esskastanie und fühlt sich glatt und elastisch an. Ein Arzt kann feststellen, ob die Prostata größer ist als normal. Selbst wenn sie vergrößert ist, sollte sie sich glatt und elastisch anfühlen, wenn die Vergrößerung durch eine BPH verursacht ist. Zum Vergleich für Sie: Die normale Konsistenz der Prostata fühlt sich wie die Region zwischen dem Daumen und dem Zeigefinger auf der Handoberfläche an.

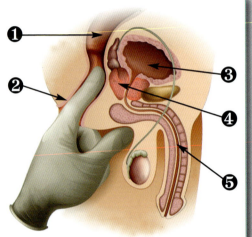

1 Rektum
2 Anus
3 Blase
4 Prostata
5 Harnröhre

Die rektale Untersuchung erfolgt im Stehen oder Liegen.

Urheber: blueringmedia

So sieht eine „Digitale Rektale Untersuchung" aus

Wenn ein Arzt allerdings harte Knötchen oder verhärtete Flächen feststellt, die jedoch nicht druckschmerzhaft sind, kann es sich unter Umständen um einen Krebsbefund handeln. Es ist auch möglich, dass die Konturen nicht mehr klar zu ertasten sind.

Bei einer Prostataentzündung schwillt die Prostata an und wird oft schwammig. In diesem Fall ist sie bei der Untersuchung mehr oder weniger schmerzhaft.

Worauf Ihr Arzt außerdem achten sollte

Bei der Tastuntersuchung kontrolliert Ihr Arzt auch die Schleimhaut des Enddarms, um hier keine Veränderungen zu übersehen. Die Lage und Ausdehnung eventueller Hämorrhoiden oder anderer Enddarmerkrankungen können auf diese Weise festgestellt werden.

> ▶ **Mein Rat:**
> Auch wenn Sie diese Untersuchung Überwindung kostet:
> Sie kann Ihr Leben retten und Ihre Potenz erhalten. Zwei gute Gründe, zum Arzt zu gehen, bevor aus einem gutartigen Geschehen Krebs wird!

Warum eine Tastuntersuchung Ihnen nur einen Anhalt bieten kann

Die Kosten für diesen Test werden zwar von den Kassen übernommen, dafür aber ist er relativ unsicher. Allein durch einen Tastbefund kann Ihr Arzt nicht abschließend feststellen, ob Sie an einer BPH leiden oder nicht. Auch eine Krebsdiagnose kann Ihr Urologe damit nicht endgültig treffen.

Welche Belastung durch die Untersuchung entstehen:

Die Untersuchung ist schmerzlos, wird aber von manchen Patienten als unangenehm empfunden. Allerdings liefert sie auf einfache und schnelle Art eine Menge wichtiger Informationen.

Denn der Arzt kann lediglich die beiden hinteren Lappen der Prostata ertasten. Die meisten Fälle von Prostatakrebs treten in dem Teil der Prostata auf, der gut durch den Enddarm ertastet werden kann. Eine BPH entsteht hingegen im inneren Teil der Prostata oder in dem Bereich, den die Harnröhre passiert. Diese Bereiche können durch das Rektum nur unzureichend abgetastet werden. Zudem kann Ihr Arzt auf diese Weise nur oberflächliche Tumore ertasten. Liegen sie tiefer, ist er nicht in der Lage, sie zu erfühlen.

Die DRU empfehle ich Ihnen daher immer in Kombination mit dem PSA-Test und weiteren Methoden, die ich Ihnen auf den folgenden Seiten vorstelle.

▶ **Achtung!** Lassen Sie sich von dem Befund Ihres Arztes nicht beunruhigen. Denn das gutartige Wachstum bei Männern ab 40 hat nichts mit einer Krebserkrankung (bösartiges Wachstum) zu tun. Dennoch sollten Sie aktiv werden, um ein fortschreitendes Prostataleiden zu verhindern.

Der PSA-Test –
so umstritten wie nützlich

Der PSA-Wert ist ein Erkennungszeichen für Veränderungen der Prostata. Wenn ein Karzinom an der Prostata vorliegt, ist dieser Wert erhöht. Aber auch zum Beispiel bei der gutartigen BPH, bei einer Entzündung, der sogenannten Prostatitis, oder bei einem (sehr seltenen) Prostatainfarkt kann er erhöht sein. Nach einmaliger Messung brauchen Sie daher nicht gleich in Panik zu geraten. Denn es gibt viele Gründe, die den PSA-Wert in die Höhe schnellen lassen. Wann der PSA-Test für Sie sinnvoll ist und wann nicht, erfahren Sie hier.

PSA: Was ist das überhaupt?

Das **prostataspezifische Antigen** (PSA) ist ein Eiweiß, das in der Prostata gebildet wird. Nur wenn der Eiweißstoff in ausreichender Menge vorhanden ist, ist der Samen flüssig genug, sodass sich die Samenzellen leichter durch die Substanz bewegen können. Auf dem Weg von der Vorsteherdrüse in die Samenleiter gelangt ein kleiner Teil des PSA auch ins Blut – hier kann es dann per Bluttest nachgewiesen werden.

▶ **Beispiel:** Wenn beispielsweise ein Prostatatumor vorliegt, schnellt der PSA-Wert in die Höhe. Das liegt daran, dass Krebszellen eine PSA-Menge produzieren, die um ein Zehnfaches größer ist als die einer gesunden Zelle.

So aussagekräftig ist der PSA-Quotient

Der PSA-Wert ist, wie Sie bereits oben erfahren haben, nicht nur erhöht, wenn ein Prostatakarzinom vorliegt. Auch eine gutartige Prostatavergrößerung kann schon dazu führen, dass Ihr Arzt einen zu hohen Wert feststellt. PSA-Spiegel steigen aber auch als Folge von anderen Prostataerkrankungen, wie z. B. Infektionen, und manchmal auch ohne erkennbare Gründe. Um auszuschließen, dass der Grund des PSA-Anstiegs kein Krebs ist, muss daher ein weiterer PSA-Wert gemessen werden: das **freie PSA**.

Liegt bei Ihnen eine gutartige Vergrößerung der Prostata vor, ist Ihr Wert des freien PSA größer als der Wert des komplexen PSA. Noch sehr viel aufschlussreicher ist der **PSA-Quotient**, gebildet aus dem freien PSA, das durch das Gesamt-PSA geteilt wird. Je kleiner dieser Quotient ist, desto wahrscheinlicher liegt Prostatakrebs vor.

PSA-Wert:
Bei diesen Werten kann es kritisch werden

Begriff	Bedeutung
PSA-Geschwindigkeit/ PSA v (Velocity)	Hierbei werden PSA-Werte über längere Zeitabschnitte beobachtet.
PSA-Dichte/ PSA d (Density)	Dieser Wert wird ermittelt, indem man den PSA-Wert durch die mittels einer rektalen Ultraschalluntersuchung festgestellte Größe der Prostata teilt.
PSA, altersspezifisch	abhängig vom Alter
f-PSA/t-PSA (PSA-Quotient)	$\dfrac{\text{freies PSA}}{\text{gesamtes PSA}}$ PSA kommt im Blutserum in zwei Formen vor: dem freien und dem Gesamt-PSA.

▶ **Achtung:** Wenn Sie sich testen lassen und bereits Medikamente gegen Prostataprobleme einnehmen (beispielsweise Finasteride, Markenname: Proscar®; Dutasterid, z. B. Duodart), weisen Sie Ihren Arzt darauf hin! Denn dadurch können die PSA-Werte beeinflusst werden. Auch eine Ejakulation innerhalb von 72 Stunden vor einem PSA-Bluttest kann die Ergebnisse verfälschen, genauso wie Sport (z. B. Radtour, Langstreckenlauf).

Kritische Werte

Werte oberhalb 0,75 ng/ml im Jahresdurchschnitt sind kritisch, also krebsverdächtig. Studien haben gezeigt, dass die Anstiegsrate bei Prostatakrebs größer ist als bei Männern mit einem gutartigen Tumor.

Eine hohe Dichte bedeutet, dass eine relativ kleine Prostata viel PSA erzeugt.
Werte über 0,10 bis 0,15 zeigen ein erhöhtes Krebsrisiko an.

Alter	Wert	Alter	Wert
40 bis 49	0 bis 2,5 ng/ml	60 bis 69	bis 4,5 ng/ml
50 bis 59	bis 3,5 ng/ml	über 70	bis 6,5 ng/ml

Je kleiner der Anteil des freien PSA am Gesamt-PSA ist, desto gefährlicher ist der Tumor.
Werte kleiner 0,15 deuten auf einen Krebsverdacht hin.

PSA-Werte im Verhältnis zum Erkrankungsrisiko

PSA-Bereich in ng/ml	Erkrankungshäufigkeit an Prostatakrebs in Prozent
2 bis 4	33
4,1 bis 7	44
7,1 bis 10	50
über 10	65

Übrigens: Der **PSA-Test** ist eine individuelle Gesundheitsleistung, für die Sie als Patient mit rund **20 €** zur Kasse gebeten werden.

Was kann der PSA-Test im Hinblick auf Prostatakrebs nicht nachweisen?

▶ **Der PSA-Test entdeckt nicht den Krebs.**
Er zeigt nur, dass ein bestimmtes Eiweiß im Blut vorhanden ist. Lediglich ein Drittel der Männer mit erhöhten PSA-Werten hat dann letztendlich auch Prostatakrebs. Erschwerend kommt hinzu, dass es möglich ist, einen **niedrigen PSA-Wert und trotzdem Prostatakrebs** zu haben. Statistisch gesehen hat einer von fünf Männern mit Prostatakrebs keinen erhöhten PSA-Wert.

▶ **Die Aggressivität des Tumors ist nicht vorhersagbar.**
Es ist nicht möglich, sicher vorherzusagen, welche Krebserkrankungen aggressiv sein werden bzw. welche auf die Prostata begrenzt bleiben. Es gibt verschiedene Möglichkeiten, die Genauigkeit des PSA-Tests zu verbessern, etwa die Bewertung der PSA-Spiegel im Verhältnis zur Prostatagröße und die Überwachung der Veränderungen bei den PSA-Spiegeln im Laufe der Zeit. Trotzdem hat sich nicht erwiesen, dass es möglich ist, sicher vorherzusagen, welche Krebserkrankungen aggressiv sein werden bzw. welche auf die Prostata begrenzt bleiben und keine Probleme verursachen.

Eine aufgrund eines abweichenden Tests angeordnete Biopsie kann zu Beschwerden und Schmerzen führen. Und wenn kein Krebs entdeckt wurde, kann er Anlass zu unnötiger Sorge sein. Der größte Nachteil beim PSA-Test ist jedoch, dass häufiges Testen oft dazu führt, dass kleine, langsam wachsende Krebsformen, die nie lebensbedrohlich geworden waren, aggressiv behandelt werden.

▶ **Viele Ärzte gehen mit dem PSA-Wert zu leichtfertig um.**
Der – leider zu häufig noch – normale Vorgang ist: Der PSA-Wert wird bestimmt, er ist erhöht, eine Biopsie, also eine Entnahme von Gewebe aus der Prostata, wird angeordnet. In vielen Fällen ist eine Biopsie aber unnötig. Häufige Ursache für die zu schnelle Biopsie ist die Unwissenheit vieler Ärzte, dass sich der PSA-Wert mit dem Alter ändert.

Was spricht für einen PSA-Test?

▶ **Ärzte haben viel Erfahrung mit dem PSA-Test.**
Trotz allem Unbekannten und aller Nachteile sind bereits Millionen von Männern getestet worden, häufig im Rahmen einer Routine-Blutuntersuchung. Die gute Nachricht ist, dass die Todesfälle infolge von Prostatakrebs seit Anfang der 1990er Jahre allmählich rückläufig sind und das Auftreten leicht abgeschwächt ist. Manche Wissenschaftler sehen die Ursache hierfür im PSA-Test. Diese Meinung wird jedoch von

PSA-Schnelltest für zu Hause:

Bei dieser Testmethode entnehmen Sie sich selbst zwei Tröpfchen Blut aus der Fingerbeere oder dem Ohrläppchen und übertragen diese auf einen Teststreifen.

Nachteil: Der Test ist fehleranfällig, und es fehlt die ärztliche Beratung.

Kosten: zwischen 80 und 130 € (in Apotheken), die Sie selbst bezahlen müssen.

der Allgemeinheit nicht geteilt. Mindestens genauso verantwortlich ist die verbesserte Therapie bei Prostatakrebs.

▶ **Wie der PSA-Test eine Frühwarnung ermöglicht.**
Im Jahr 2009 erschien eine Studie in der urologischen Zeitschrift *BJU International*, die einen deutlichen Rückgang der Todesfälle an Prostatakrebs in Tirol beschreibt, wo sich alle Männer seit 1993 kostenlos testen lassen können. Fast 90 % der Männer im Alter zwischen 45 und 75 Jahren ließen sich testen, und 2005 war die Sterblichkeit infolge von Prostatakrebs um 54 % zurückgegangen. Das steht im Vergleich zu einem Rückgang von 29 % im restlichen Österreich, wo der Test nicht kostenlos war. Eine andere neuere Studie zeigte, dass die Sterblichkeitsrate infolge von Prostatakrebs in den USA viermal niedriger ist als in England, wo weit weniger Männer einen PSA-Test gemacht hatten und der Krebs in der Regel weniger aggressiv behandelt wird.

▶ **Mein Rat:**
Je nach Alter und familiärer Vorbelastung rate ich Ihnen, folgendermaßen mit dem Thema PSA-Test umzugehen:

- ▶ Männer mit einer **familiären Belastung** (Vater oder Bruder mit der Diagnose Prostatakrebs) sollten ab dem 40. Lebensjahr mit einer PSA-Vorsorge beginnen. Das gilt vor allem dann, wenn bei Vater oder Bruder der Krebs in relativ jungen Jahren aufgetreten ist.

- ▶ Wenn Sie in der **Altersgruppe zwischen 45 und 74 Jahren** sind und keine familiäre Belastung oder andere Risikofaktoren haben, dann lassen Sie sich regelmäßig testen.

- ▶ Wenn Sie **75 Jahre und älter** sind oder wenn Ihre Lebenserwartung unter zehn Jahren liegt, weil Sie beispielsweise sehr krank sind, empfehle ich Ihnen keine Vorsorgeuntersuchung mehr.

Wenn Ihr Testergebnis zu hoch ist

Bei einem hohen PSA-Wert lassen Sie vor einer Biopsie unbedingt einen erneuten Test machen, denn beim PSA-Test sind drei von vier positiven Befunden falsch. Besprechen Sie mit Ihrem Arzt, welche anderen Maßnahmen helfen könnten, die Situation zu klären. Eine Biopsie ist nur dann ratsam, wenn alles berücksichtigt wurde: nicht nur der PSA-Test, sondern auch das Alter, die familiäre Vorgeschichte, das Ergebnis der digitalen rektalen Untersuchung und alle früheren Biopsien.

Darüber hinaus empfehle ich Ihnen, dass Sie Ihren PSA-Wert **jährlich kontrollieren** lassen. Nur so kann Ihr Arzt erkennen, ob der Wert von vornherein im oberen Normbereich liegt oder ob es sich tatsächlich um eine krankhafte Erhöhung handelt. Zudem kann ein erhöhter Wert an einer der folgenden Faktoren liegen:

Checkliste: In welchen 7 Situationen Ihre Prostata-Werte erhöht sind, ohne dass eine Erkrankung vorliegt!

Ist der PSA-Wert erhöht, ist das ein wichtiger Marker für das Vorliegen eines Prostatakarzinoms. Es gibt allerdings Situationen, in denen die Laborwerte eine Erkrankung signalisieren können, obwohl Sie kerngesund sind. Welche das sind, stelle ich Ihnen hier vor.

1. Wenn Sie viel **Fahrrad fahren**, auf dem Heimtrainer gesessen oder Sport getrieben haben, kann Ihr PSA-Wert noch eine Woche lang erhöht sein.

   Besonders negativ wirkt sich Sport auf die Werte aus, so die Erkenntnis von Forschern der Uni Homburg. Die Wissenschaftler raten dringend, dass Sie sich 24 Stunden vor einem anberaumten Test schonen. Das heißt: keine sportliche Betätigung, keine Gartenarbeit und keine anderen Tätigkeiten, die mit körperlicher Anstrengung verbunden sind.

2. Wenn Sie bis etwa 72 Stunden vor der Messung **Geschlechtsverkehr** hatten.

> ▶ **Mein Tipp vor dem Test:**
> Um ein verzerrtes Testergebnis zu vermeiden, rate ich Ihnen, 72 Stunden vor dem Prostata-Test keine Ejakulation mehr zu haben.

3. Wenn eine **Blutabnahme in aufrechter Haltung** durchgeführt wird (bis zu 10 % höhere Werte als im Liegen).

> ▶ **Mein Tipp:**
> Achten Sie selbst darauf, wenn es Ihr Arzt nicht tut.

4. Wenn Sie an einer **gutartigen Prostata-Entzündung** erkrankt sind oder Ihre Prostata altersbedingt gutartig vergrößert ist (siehe auch Vergleichswerte Seite 42).

5. Wenn Sie **Medikamente** gegen eine gutartige Prostata-Erkrankung einnehmen (kann zu niedrige Messwerte zur Folge haben).

6. Wenn eine **bakterielle Infektion** der Prostata vorliegt.

> ▶ **Mein Tipp:**
> Lassen Sie nach dem vollständigen Abklingen der Infektion eine erneute Blutabnahme durchführen.

7. Wenn Ihre **Prostata vor der Blutabnahme untersucht** wurde, können erhöhte Werte vorliegen:
   - ▶ per Ultraschall oder Biopsie bis zu einem Monat,
   - ▶ mittels Katheterisierung oder Spiegelung bis zu einer Woche.

> ▶ **Mein Tipp:**
> Beachten Sie diese Zeitabstände bei Terminabsprachen.

Warum Sie Ihren PSA-Wert anders deuten müssen, wenn Sie übergewichtig sind

Das Gewicht ist ein Faktor, der den PSA-Wert stark beeinflusst. Leider beachten das viele Ärzte bis dato noch zu wenig. Der Grund: In einem (über-)gewichtigen Körper befindet sich eine größere Menge Blut und Blutplasma. Das führt dazu, dass der PSA-Wert verfälscht wird, denn das hohe Flüssigkeitsvolumen „verdünnt" den Wert.

▶ **Das heißt:** Der PSA-Wert, den Sie genannt bekommen, ist generell zu niedrig. Die Gefahr: Sie wiegen sich in falscher Sicherheit!

Schon bei leicht übergewichtigen Patienten liegen die PSA-Werte 14 Prozent unter denen von Normalgewichtigen. Männer mit moderatem und starkem Übergewicht haben sogar um 29 Prozent niedrigere Werte.

▶ **Das bedeutet in Zahlen ausgedrückt:** Bei einem normalgewichtigen Mann (BMI von 25) wird etwa ein PSA-Wert von 4 ng/ml festgestellt. Bei einem Mann mit einem BMI > 30 beträgt der Wert nur 3,5 ng/ml, bei einem Mann mit einem BMI > 40 liegt der bestimmte Wert bei 3,1 ng/ml, obwohl in beiden Fällen die Interpretation eigentlich 4 ng/ml lauten müsste.

▶ **Die Folge:** Es kommt zu einer verspäteten **Krebsdiagnose bei Übergewicht.** Denn ab einem PSA-Wert von 4 ng/ml, der einen Krebsverdacht nahelegt, ist grundsätzlich anzuraten, weitere Untersuchungen vorzunehmen.

> **Mein Tipp:**
> Haben Sie (leichtes) Übergewicht, kann ein PSA-Wert unter 4 ng/ml ein Hinweis auf ein Prostatakarzinom sein. Aber auch hier gilt: Bewahren Sie Ruhe, denn ein Prostatakarzinom wächst sehr langsam. Wichtige Entscheidungshilfen bei der Diagnose „Krebs" habe ich Ihnen ab Seite 162 zusammengestellt.

Was der PSA-Wert nach der Krebsoperation aussagt

Wenn es nach einer Prostatakrebs-Operation wieder zu einem Anstieg des PSA-Wertes kommt, kann das verschiedene Ursachen haben – entweder die Bildung von Metastasen oder ein Neuauftreten des Tumors:

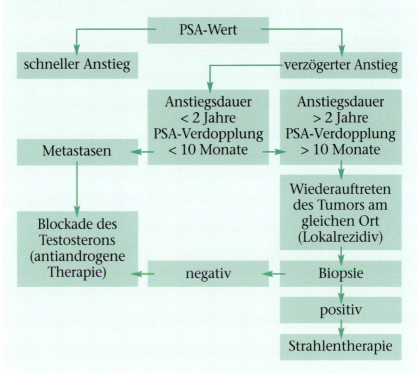

PCA3: Dieser neue Test gibt genaueren Aufschluss über Prostatakrebszellen

Einen neuen Ansatz der Krebsfrüherkennung bietet der so genannte PCA3-Test. Bei PCA3 handelt es sich um eine Substanz, die von Prostatakrebszellen gebildet wird. Dieser neue Ansatz ist ein genbasierter Test. Der sogenannte **Prostatakrebs-Antigen-Test (PCA3)** reagiert auf bestimmte DNA-Marker im Urin, die typischerweise bei Prostatakrebs auftreten. Wenn Krebszellen vorliegen, ist die Konzentration von PCA3 rund 100-mal höher, als wenn nur gesunde Prostatazellen vorhanden sind.

PCA3 hat den Vorteil, dass es wirklich nur von Krebszellen gebildet wird. Keine anderen äußeren Faktoren können dazu beitragen, dass der PCA3-Wert in Ihrem Körper ansteigt. Somit sind PCA3-Messwerte tatsächlich aussagekräftig, wenn es um die Frage geht, ob Sie an Prostatakrebs erkrankt sind.

Doch wie zuverlässig ist der neue Test?

Kann man sich auf ihn verlassen? Und zeigt er jeden Krebsfall an? Vorneweg: Eine hundertprozentige Sicherheit gibt es bei keinem Krebstest. Auch bei anderen Krebsarten ist eine derartige Genauigkeit bis heute nicht erreicht worden.

Wissenschaftler der Universität Hamburg haben sich mit diesem neuen Test befasst und seine Trefferquote untersucht. Sie werteten die medizinischen Daten von über 460 Patienten aus, bei denen eine Prostata-Biopsie durchgeführt worden war. Dabei stellten die Forscher fest, dass der **PCA3-Test durchaus zuverlässiger als der PSA-Test ist.**

Bei 43 % der Männer mit einem erhöhten PCA3-Wert (als Grenzwert gilt derzeit ein Punktwert von 35) wurden dabei auch tatsächlich Krebszellen entdeckt. Bei PCA3-Werten über 35 steigt die Trefferquote auf bis zu 70 % an.

Die Übereinstimmung zwischen Früherkennungstest und Biopsie-Ergebnis liegt zwar auch hier nicht bei 100 % (das wäre ein absoluter Idealwert, den bei anderen Krebsarten ebenfalls kein Testverfahren erreicht), dennoch ist die Trefferquote deutlich höher als die 25 % beim PSA-Test.

Nutzen Sie den PCA3-Test, bevor Sie einer Biopsie zustimmen

Der neue Prostata-Test ist somit deutlich effektiver und genauer als der PSA-Test. Bedauerlicherweise führt ihn noch nicht jeder Arzt durch. Auch sind die gesetzlichen Krankenkassen noch nicht verpflichtet, die Kosten von rund 300 € für diesen Test zu übernehmen. Fragen Sie daher bei Ihrer Kasse nach, ob sie ihn bezahlt.

Ich kann Ihnen den PCA3-Test dann empfehlen, wenn bei Ihnen nach einer Untersuchung der Prostata der Verdacht besteht, dass Sie unter Prostatakrebs leiden könnten. Fällt dieser Test dann positiv aus, können Sie zusammen mit Ihrem Arzt überlegen, ob eine Biopsie sinnvoll ist.

Welche Untersuchungen Ihnen zusätzlich Klarheit geben

Urinuntersuchung

Der Urin enthält auch im normalen (gesunden) Zustand rote und weiße Blutkörperchen sowie Bakterien. Sind diese Bestandteile allerdings erhöht, liegt oft eine Infektion der Harnwege oder eine Prostataentzündung vor.

Uroflowmetrie

Wenn die Harnröhre auf Grund einer BPH eingeengt ist, reduziert sich die Urinmenge, die abgegeben werden kann. Außerdem wird der Urinstrahl sehr schwach und schmal. Unter Umständen ist Ihnen das bis dato noch gar nicht aufgefallen. Daher ist es wichtig, dass der Durchfluss des Urins getestet wird.

Ein Arzt führt dafür eine Uroflowmetrie durch. Bei diesem Test müssen Sie eine große Menge Wasser trinken. Wenn der Urin nicht mehr eingehalten werden kann, urinieren Sie in einen Messbecher.

Der computergestützte Messbecher berechnet die Zeit zwischen dem Auftreffen des ersten Tropfens Urin bis hin zu dem Zeitpunkt, wenn der Urinfluss versiegt. Dadurch können die Strahlstärke, die benötigte Zeit für die Blasenentleerung und die ausgeschiedene Menge ermittelt werden. Wenn die Prostata vergrößert ist, verursacht sie durch die Verengung der Harnröhre einen deutlich verminderten Harnfluss.

Für einen gültigen Test werden circa 200 Milliliter Urin benötigt. Zum Vergleich:

	Zeit, in der 200 Milliliter Urin abgegeben werden können	Milliliter Urin pro Sekunde
gesunder Mann im Alter von 40 Jahren	9 Sekunden	22
gesunder Mann zwischen 40 und 60 Jahren	11 Sekunden	18
gesunder Mann über 60 Jahre	mehr als 15 Sekunden	15
Mann mit BPH	20 bis 40 Sekunden	10 bis 15

Urodynamische Tests sollten durchgeführt werden, bevor Ihr Arzt eine Therapie beginnt, und erneut nach Therapiebeginn, um den Behandlungserfolg zu überprüfen. Tritt keinerlei Verbesserung des Harnflusses ein, muss die Therapie angepasst werden.

▶ **Mein Tipp: So führen Sie zu Hause einen Selbsttest durch!**
Um ein Gefühl für die Gesundheit Ihrer Prostata und Blase zu bekommen, können Sie mithilfe eines Messbechers (Pappbecher oder Ähnliches) und einer Uhr mit Sekundenzeiger einen Selbsttest durchführen. Trinken Sie dafür sehr viel Wasser, dann halten Sie den Harndrang so lange wie möglich zurück. Wenn Sie an einer BPH erkrankt sind, wird es anhand der Zeit und Urinmenge für Sie deutlich sichtbar sein.

Ultraschalluntersuchung

Genaue Bilder von der Prostata liefert die hochauflösende Ultraschalluntersuchung. Der Urologe führt das Ultraschallgerät mittels einer Gleitflüssigkeit über Ihre Bauchdecke. So können Sie zusammen mit Ihrem Urologen sehen, wie stark Ihre Prostata tatsächlich vergrößert ist. Anhand dieser Untersuchung kann auch die Restharnmenge genau bestimmt werden.

Transrektale Ultraschalluntersuchung (TRUS)

Eine häufig durchgeführte Methode zur Feststellung von Veränderungen an der Prostata ist die sogenannte Transrektale Ultraschalluntersuchung. Hierbei wird per Ultraschall zunächst der Allgemeinzustand der Harnorgane abgeklärt. Über eine Sonde im Rektum wird die Prostata bildlich dargestellt. Ein erfahrener Urologe kann die Prostata nun mit Hilfe des Computers vermessen und ihr Gewicht bestimmen. Doch eine vergrößerte Prostata ist nicht zwingend gleichbedeutend mit einer Erkrankung. Erst Unregelmäßigkeiten ihrer inneren Struktur können auf eine eventuelle Gefährdung hinweisen. Auch die Transrektale Ultraschalluntersuchung ist daher kein wirklich sicherer Weg, um etwa Prostatakrebs festzustellen. Das sollte Ihnen als Patient bei einer solchen Untersuchung klar sein.

▶ **Belastung durch die Untersuchung:** Die Untersuchung ist ebenfalls schmerzlos, wird aber von manchen Patienten als unangenehm empfunden.

Harnröhren- und Blasenspiegelung (Urethro-Zystoskopie)

Bei diesem Verfahren wird ein beleuchtetes Instrument (Zystoskop) unter örtlicher Betäubung in die Harnröhre eingeführt. Das Zystoskop ist ein tuben-, also röhrenförmiges Instrument, mit dem man die Harnröhre, die Blase und Teile der Prostata untersuchen kann. Die Untersuchung wird meist als sogenannte Video-Urethrozystoskopie durchgeführt. Hierbei wird das Bild über eine auf die Optik aufgesetzte Kamera auf einen Bildschirm übertragen.

Der Arzt führt das Instrument in die Harnröhre ein und untersucht damit jede Behinderung in der Prostata. Er kann auch prüfen, ob im Inneren der Blase Urinrückstande, muskuläre Unregelmäßigkeiten oder Blasensteine zu sehen sind.

> **Wussten Sie das schon?**
> Das Präfix Zysto leitet sich von dem griechischen Begriff „kystis" ab, was Blase oder Aussackung bedeutet.

Es gibt verschiedene Durchmesser für Zystoskope, Katheter und Sonden, die durch die Französische Katheterskala festgelegt sind. Ein Franzose namens Charrière erfand diese Maßeinheit. Die Engländer hatten Schwierigkeiten mit der Aussprache und der Rechtschreibung des Namens Charrière, sodass die Skala kurzerhand Französische Skala genannt wurde. Dabei entspricht beispielsweise die französische Größe 9 einem Durchmesser des Zystoskops von 3 Millimetern, die französische Größe 21 einem Durchmesser von 7 Millimetern. Für die Untersuchung wird üblicherweise ein Zystoskop von 7 Millimetern Durchmesser benutzt. Ärzte bieten bei der Anwendung dieser Untersuchungsmethode eine lokale Anästhesie an.

Röntgenaufnahme

Der Arzt kann auch eine Röntgenaufnahme des Urogenitaltrakts vornehmen. Sie erhalten ein Kontrastmittel, das auf der Röntgenaufnahme zu erkennen ist. Während die Röntgenaufnahmen gemacht werden, müssen Sie urinieren. Durch das Kontrastmittel, das den Urin in der Blase einfärbt, ist der Restharn in der Blase auf den Röntgenaufnahmen genau zu sehen.

Magnetresonanz-Tomographie

Die Magnetresonanz-Tomographie (MRT) und die Computer-Tomographie (CT) sind zurzeit die besten und treffsichersten Methoden zur Diagnose. Die MRT ermöglicht eine Differenzierung von unterschiedlichen Gewebetypen und ist dabei nichtinvasiv. Somit ist sie den anderen Methoden überlegen. Eine weitere Differenzierung zwischen gutartigen, meist entzündlichen Veränderungen der Prostata und Karzinomherden kann aus den Daten der Kontrastmittelanflutung in der Prostata gewonnen werden, die regelmäßiger Bestandteil der Prostata-MRT ist.

Sie kann beispielsweise bei einem Gleason-Score (Beurteilungsmethode des Gewebes bei Prostatakrebs) von 8 und mehr vorgenommen werden, um ein räumliches Bild der Prostata und ihrer Umgebung anzufertigen. Hierdurch können auch eventuell vergrößerte Lymphknoten erkannt werden.

▶ **Belastung durch die Untersuchung:** Die MRT kommt im Gegensatz zur CT ohne Röntgenstrahlen aus. Die Untersuchung ist in beiden Fällen schmerzlos, bei der MRT entsteht funktionsbedingt ein lautes Klopfgeräusch. Je nach Bauart der Geräte werden Sie in eine enge Röhre geschoben, was von manchen Patienten als unangenehm empfunden wird.

Skelettszintigraphie

Sie wird dann eingesetzt, wenn die Wahrscheinlichkeit besteht, dass der Krebs bereits gestreut und Tochtergeschwulste in den Knochen gebildet haben könnte, was einen erhöhten Knochenstoffwechsel zur Folge hat und durch die Skelettszintigraphie sichtbar wird. Der Patient erhält eine Injektion mit einer schwach radioaktiven Substanz. Nach einer Wartezeit von zwei bis fünf Stunden, in der sich die Substanz in den Knochenzellen anlagert, wird mit einer Spezialkamera eine Aufnahme des gesamten Skeletts gemacht. Dieser Vorgang dauert etwa 30 Minuten. Die radioaktiven Einlagerungen im Knochengewebe erscheinen auf der Fotografie je nach Gerät heller oder dunkler. Dies kann ein Hinweis auf Metastasen sein, muss aber nicht.

▶ **Nachteil der Untersuchung:** Belastung des Organismus mit radioaktiven Substanzen, ansonsten schmerzlos.

Werden die Kosten für Therapie und Diagnose von der Krankenkasse übernommen?

Eine pauschale Antwort auf diese Frage ist leider nicht möglich, da es einerseits zu viele Krankenkassen und andererseits zu viele Diagnose- bzw. Heilverfahren gibt. Bei den hier genannten und vielen übrigen Therapien gilt:

Wenn Ihr Arzt eine bestimmte Therapie für angemessen und erfolgversprechend hält, werden die Kosten von Ihrer Krankenversicherung getragen. Fragen Sie jedoch im Vorfeld Ihren behandelnden Arzt, ob die vorgesehene Therapie zum sogenannten „Standardkatalog" der erstattungsfähigen Leistungen gehört.

Im Zweifelsfall erkundigen Sie sich bei Ihrer Krankenkasse und stellen einen schriftlichen Antrag auf Kostenübernahme. Die Kasse wird dann in Ihrem Fall entscheiden, ob und in welchem Umfang sie die Kosten übernimmt.

Bei der Früherkennung wird in der Regel nur die digitale rektale Untersuchung von den Kassen ersetzt. Wenn Sie zusätzliche Untersuchungen wollen, werden Ihnen diese als „Wunschleistungen" (Gel) separat in Rechnung gestellt.

Diese Therapiemöglichkeiten stehen Ihnen bei einer BPH offen

Es existieren diverse Therapieformen bei einer BPH. Herkömmliche schulmedizinische Behandlungen setzen auf Medikamente oder eine Operation, aber es gibt auch verschiedene nichtchirurgische Behandlungsmöglichkeiten. Jede Therapiemethode hat Vor- und in der Regel auch einige Nachteile. Viele der Behandlungen ziehen Nebenwirkungen nach sich. Aus diesem Grund ist es für Sie wichtig zu wissen, dass auch bestimmte Nährstoffe sehr effektiv bei einer BPH wirken (dazu später mehr). Ich stelle Ihnen die gängigsten Methoden auf den nächsten Seiten vor:

Strategie 1: Diese Naturstoffe helfen Ihnen zur Vorsorge und bei bereits vergrößerter Prostata

Solange keine starken Beschwerden auftreten, ist die Vergrößerung der Prostata an sich kein gesundheitliches Problem. Wichtiger als die Verkleinerung der Prostata ist auf jeden Fall die Wiederherstellung der Lebensqualität. Gegen nächtliche Toilettengänge und somit die Störung des Schlafes oder lästiges Nachtröpfeln kann man – **können Sie!** – etwas tun.

In den meisten Fällen können Sie auf natürliche Weise eine wunderbare Beschwerdelinderung erreichen. Wird eine gutartige Prostatavergrößerung frühzeitig mit Pflanzenextrakten behandelt, können Sie häufig eine Operation vermeiden.

▶ **Wichtig!** Natürlich dauert der Erfolg bei der Einnahme von Naturstoffen bzw. pflanzlicher Nahrungsergänzung etwas länger als bei synthetischen Medikamenten. Diese Geduld müssen Sie bei dieser gesunden – und nebenwirkungsfreien – „Therapie" aufbringen. Aber: Dafür können Sie sich unbedenklich dauerhaft einnehmen!

Leiden Sie an einer bereits vergrößerten Prostata (Prostatadysplasie) ist es wichtig, dass

1. die beiden Enzyme Aromatase und 5-alpha-Reduktase, die am übermäßigen Wachstum der Prostata beteiligt sind, gehemmt werden,
2. entzündliche Faktoren in der Prostata unter Kontrolle bleiben,
3. kraftvoller Zellschutz Prostatakrebs verhindert oder unter Kontrolle hält!

Das machen folgende Wirkstoffe möglich:

1. Brennesselwurzel (Urtica dioica): Entfaltet einen wachstumshemmenden Effekt auf Ihre Prostata

Die Wirksamkeit von Brennnesselwurzeln (Urtica dioica) bei der Behandlung von Prostatabeschwerden ist schon lange bekannt. Seit einigen Jahren wissen die Forscher, dass sich die Inhaltsstoffe von Wurzeln der Großen Brennnessel auf den Stoffwechsel der Prostata positiv auswirken. So hemmen die Wirkstoffe Beta-Sitosterol, Scopoletin und Urtica-Agglutinin die Aromataseaktivität und damit die Wirkung der männlichen Geschlechtshormone auf das Wachstum der Prostata.

In Studien zeigte sich eine gute Verbesserung der Wasserlassbeschwerden (nach ca. sechs Monaten) gegenüber Gruppen, denen Placebos verabreicht wurden.

> ▶ **Mein Tipp:**
> Brennnesselwurzelextrakt finden Sie z. B. in den Produkten Bazaton® von Abott GmbH, Urtivit® von Bional Pharma GmbH & Co. KG, Natu.prostata® von Rodisma-Med-Pharma GmbH, Prostaforton, 120 Filmtabletten; Prostamed Urtico. Wählen Sie ein Präparat mit 600 mg Brennnesselwurzelexrakt. Oder Sie trinken **eine Kanne Brennnesseltee** über den Tag verteilt.

2. Kürbis – Hilft Ihnen beim Wasserlassen!

Die Bestandteile aus der Kürbispflanze zählen zu den ältesten Mitteln gegen Prostata-Beschwerden. Sie werden bei den Funktionsstörungen der Blase und bei Beschwerden beim Wasserlassen aufgrund einer vergrößerten Prostata angewendet. Vor allen Dingen die Samen des Arzneikürbises (Curcubita pepo) liefern die wirksamen Bestandteile. So enthalten diese Kürbiskerne einige Inhaltsstoffe, die sich ohne Einschränkung zur Behandlung der Prostatavergrößerung eignen:

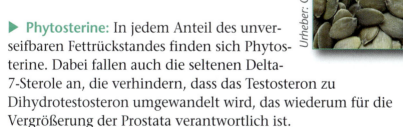

Urheber: Olga Popova

▶ **Phytosterine:** In jedem Anteil des unverseifbaren Fettrückstandes finden sich Phytosterine. Dabei fallen auch die seltenen Delta-7-Sterole an, die verhindern, dass das Testosteron zu Dihydrotestosteron umgewandelt wird, das wiederum für die Vergrößerung der Prostata verantwortlich ist.
▶ **Entzündungshemmer:** Die Inhaltsstoffe Tocopherole und Carotinide wirken entzündungshemmend.
▶ **Selen:** Das Spurenelement Selen, als Bestandteil des Enzyms Glutathionperoxidase, wirkt sich positiv auf die Erkrankungen der Harnwege aus.

> **Mein Tipp:**
> Knabbern Sie einfach abends eine Hand voll Kürbiskerne – als gesunden Ersatz für Chips. Oder Sie streuen sie über den Salat und panieren Ihr Schnitzel darin. Kürbiskerne bekommen Sie mittlerweile bei jedem Discounter.

Die positiven Wirkungen von Kürbissamen bei der Behandlung von typischen Beschwerden beim Wasserlassen wurden erst im Jahr 2010 in einer groß angelegten Studie untermauert. In der placebokontrollierten G.R.A.N.U.- Studie wurde an insgesamt 1.430 Männern mit mittleren Beschwerden beim Wasserlassen die Wirkung vom Kürbissamenextrakt „Granu Fink® Prosta forte" untersucht. Es zeigte sich bei der Gruppe, die den Kürbissamen-Extrakt über ein Jahr täglich eingenommen hatte, eine stetige Verbesserung der nächtlichen Wasserlassbeschwerden. Bei der Placebogruppe konnten nach sechs Monaten keine signifikanten Änderungen festgestellt werden.

> **Mein Tipp:**
> Weitere Produkte, in denen Kürbissamenextrakt der Hauptbestandteil ist, sind Prostagutt forte® von der Dr. Willmar Schwabe GmbH; Prosta Fink, 40 Kapseln ca. 14,50 € oder Granu Fink, 60 Kapseln ca. 16 €.
> Nehmen Sie täglich zweimal 500 mg Kürbissamenextrakte.

Setzen Sie zusätzlich auf das schwarze Gold der Steiermark

Dass Kürbiskerne der beste Schutz für Ihre Prostata sind, ist schon lange bekannt. Unterstützen können Sie Ihre Prostatagesundheit noch besser mit **Kürbiskernöl** (Studie der Universität Wien).

Der Versuch mit 101 Personen dauerte acht Wochen. Bei allen Testpersonen, die von einer gutartigen Vergrößerung der Prostata (Prostatahyperplasie) betroffen waren, konnte eine objektive Verbesserung des Leidens festgestellt werden. In 20 Prozent der Fälle wurde sogar ein Zurückgehen der Prostatavergrößerung registriert. Nach den Ergebnissen der neuesten Studien ist diese Wirkung auf die bisher noch wenig bekannten Phenylglycoside, einen sekundären Pflanzenstoff, zurückzuführen.

Kürbiskernöl arbeitet mit den gleichen Wirkstoffen wie Prostata-Medikamente

Diese Pflanzenstoffe stoppen zum einen das Voranschreiten der gutartigen Prostatavergrößerung. Denn die hormonähnliche Wirkung hemmt die Umwandlung des Testosterons in das Prostatawachstum beschleunigende Hormon Dihydrotestosteron und stoppt so das Wachstum.

Mit diesem Mechanismus arbeiten auch die künstlich erzeugten 5-alpha-Reduktasehemmer, die bei einer vergrößerten Prostata eingesetzt werden – im Gegensatz zu Kürbiskernöl allerdings mit erheblichen Nebenwirkungen.

3. Extrakt des afrikanischen Pflaumenbaumes: So schützt er Ihre Prostata!

In Frankreich hat die Behandlung der vergrößerten Prostata mit Extrakten des afrikanischen Pflaumenbaumes (Pygeum africanum) eine lange Tradition. Der immergrüne Pflaumenbaum wird bis zu 30 Meter hoch. Die Verbreitung erstreckt sich auf die hoch gelegenen Plateaus von Südafrika und auf Madagaskar, teilweise ist er auch in Zentralafrika, Kamerun und Kenia anzutreffen.

Aus der Rinde dieses Pflaumenbaums wird ein Extrakt (Tadenan) gewonnen, der für die Behandlung der vergrößerten Prostata eingesetzt wird. Dieser standardisierte Extrakt kann die Symptome (v. a. Nykturie) und klinischen Zeichen einer Prostatavergrößerung reduzieren. Er enthält eine Reihe verschiedener fettlöslicher Sterole und Fettsäuren, die in der Lage sind, eine gutartige Prostatavergrößerung zurückzubilden.

Gleichzeitig werden durch diesen Extrakt schützende Substanzen an den Wänden Ihrer Prostata ausgebildet.

Der Erfolg ist den Wirkstoffen **Sitosterol** und besonders **Docosanol** zuzuschreiben.

Zu den unerwünschten Nebenwirkungen gehören in seltenen Fällen Magenbeschwerden, Völlegefühl, Durchfall und Blähungen. Zu den wissenschaftlich belegten Indikationen zählt die Harnflussstörung bei einer gereizten gutartig vergrößerten Prostata.

▶ **Mein Tipp:**
Den Extrakt des Pflaumenbaums finden Sie in ProstaNatur von Dr. Peter Hartig® sowie in verschiedenen Nahrungsergänzungsmitteln wie PROSTADIET® und Prosta Komplex von Fairvital. Nehmen Sie 500 mg des Extrakts am Tag.

4. Granatapfel

Wissenschaftliche Untersuchungen haben eindrucksvoll belegt, dass die Inhaltsstoffe des Granatapfels den PSA-Spiegel senken. Entscheidend ist hierbei der Gehalt an Punicalaginen: Diese gehören zur Gruppe der Polyphenole (antioxidative sekundäre Pflanzenstoffe). Die Punicalagine haben eine überragende Bedeutung für die Aufnahme und Verwertung der wichtigen Ellagsäure. Hierzu ist wichtig zu wissen, dass der menschliche

Körper freie Ellagsäure nicht aufnehmen kann, die Punicalagine diese Säure jedoch in gebundener Form enthalten und sie dort freisetzen, wo sie die gesundheitlichen Effekte bewirken kann: In der Prostata.

Bitte achten Sie bei der Wahl des Granatapfelextrakts daher auf den Gehalt an Punicalaginen. Manche Granatapfelprodukte mischen dem Extrakt weitere Inhaltsstoffe bei, was in der Regel zu Lasten des Gehalts an wertvollen Punicalaginen geht.

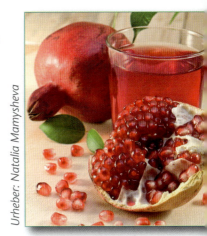

Urheber: Natalia Mamysheva

Die überaus viel versprechenden Studien und Erkenntnisse zum Granatapfel erläutere ich Ihnen im Kapitel zum Prostatakrebs noch ausführlicher (siehe Seite 174).

5. Zellschützende Carotinoide

Zahlreiche wissenschaftliche Untersuchungen belegen die zellschützenden und antikanzerogenen **Effekte der Carotinoide** (u. a. Beta-Carotin, Lutein, Lycopin). Von der gesamten Ernährungsliteratur, die momentan in Bezug auf Prostatabeschwerden und -krebs verfügbar ist, ist der Zusammenhang zwischen der Lycopinaufnahme (Lycopin ist der rote Farbstoff der Tomate) und der Gesundheit der Prostata am besten belegt. Denn das Fortschreiten von einer Prostatavergrößerung zu Prostatakrebs ist eine große Sorge, die Patienten mit BPH haben. In mehreren Studien hat sich gezeigt, dass der Lycopinkonsum sehr effektiv gegen Prostatabeschwerden wirkt und sogar das Prostatakrebsrisiko senkt!

Lycopin kann in hoher Konzentration das Wachstum menschlicher Krebszellen hemmen, indem es das Fortschreiten des Zellzyklus beeinträchtigt, ohne jegliche Anzeichen für toxische Wirkungen.

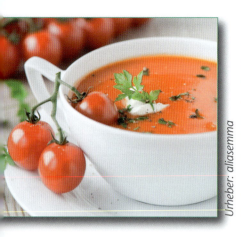

Studien an menschlichen und tierischen Zellen haben Connexin 43 identifiziert, ein Gen, das eine direkte Kommunikation zwischen den Zellen ermöglicht. Diese Kommunikation ist bei bösartigen (Krebs-)Zellen gestört. Und genau hier kommt die beeindruckende Wirkung von Lycopin ins Spiel: Denn Lycopin schafft es, dass die Wirksamkeit des Gens nach oben reguliert wird.

Rot soll es sein: Pizza, Pasta & Co. – gesund und lecker

Die Lycopinquelle, die sich in den meisten Studien als am bedeutendsten erwiesen hat, ist die Tomate. In einer groß angelegten Studie mit 812 neuen Fällen von Prostatakrebs über die Jahre 1986 bis 1992 mit entsprechenden Kontrollprobanden waren von den 46 Gemüse- und Obstsorten oder verwandten Produkten, die deutlich mit einem niedrigeren Prostatakrebsrisiko verbunden waren, drei von vier mit Lycopin verbunden: Tomatensoße, Tomaten und Pizza.

Tomaten sind ein fixer Bestandteil der mediterranen Küche. Genau aus diesem Grund erkranken beispielsweise Italiener und Griechen wesentlich seltener an Prostatabeschwerden und -krebs als wir.

Die größte relevante Ernährungsstudie ergab, dass der Verzehr von zwei bis vier Portionen Tomatensoße pro Woche mit einer Senkung des Risikos für Prostatakrebs insgesamt von 35 % und einer Reduzierung des Risikos für fortgeschrittenen (extraprostatischen) Prostatakrebs um 50 % verbunden war. Die Tomatensoße hatte in dieser Studie bei Weitem den stärksten Einfluss auf die Lycopinspiegel im Blut.

Diese Therapiemöglichkeiten stehen Ihnen bei einer BPH offen

Aber warum gerade Tomatensoße?

Lycopin aus rohen Tomaten ist nur sehr schlecht bioverfügbar. Die Verfügbarkeit von Lycopin ist bei verarbeiteten und erhitzten Produkten (z. B. Tomatensaft, -mark oder -soße) höher als bei rohen, da beim Erhitzen die pflanzlichen Zellstrukturen aufgebrochen werden und das Lycopin herausgelöst wird.

Produkt	Lycopingehalt pro 100 g
Tomatenmark	28,8
Spaghettisauce	18,6
Tomatenketchup	16,7
Tomatensuppe	10,9
Dosentomaten	10
Tomatensauce	9
Guave	5,2
Wassermelone	4,5
reife Tomaten	3,9 bis 5,6
Grapefruit	1,4

> **Mein Tipp:**
> Lycopin kann vom menschlichen Körper nicht selbst hergestellt werden. Im Rahmen einer gesunden Ernährung sind Sie also auf die Zufuhr von außen angewiesen. Sie können Ihre Ernährung aber auch mit einem hochwertigen Nahrungsergänzungsmittel (mindestens 10 mg am Tag) unterstützen. Achten Sie bei der Wahl des Extraktes darauf, dass der das volle Spektrum der wichtigen Stoffe, das heißt neben Lycopin auch Phytoen und Phytofluen, im natürlichen Verbund enthält. Nutzen Sie unbedingt diese reichen Lycopinquellen, um das Fortschreiten Ihrer Prostatavergrößerung hin zu Prostatakrebs frühzeitig zu verhindern!

In welchen Lebensmitteln kommen pflanzliche Sterole natürlich vor?

Typisch sind pflanzliche Sterole für fettreiche pflanzliche Lebensmittel wie Nüsse, Kerne oder Samen. Doch auch Gemüse, Getreide und Obst sind gute Lieferanten. Besonders reich an pflanzlichen Sterolen sind Sonnenblumen- und Sesamkerne sowie kaltgepresstes Sojaöl.

6. Phytosterole

Phytosterole (u. a. Stigmasterin, Beta-Sitosterol und Campesterin) stellen die erste Gruppe der sekundären Pflanzenstoffe dar. Sie werden überwiegend aus ölhaltigen Pflanzen gewonnen und sind ein wichtiger Bestandteil der Hülle von Pflanzenzellen.

Phytosterole sind Pflanzenstoffe mit Hormonwirkung. Sie unterstützen das hormonelle Gleichgewicht der Prostata und den damit verbundenen Urinfluss. Zudem haben Phytosterole hohe antioxidative

Diese Therapiemöglichkeiten stehen Ihnen bei einer BPH offen

Eigenschaften und gelten als Radikalfänger. Das wurde mehrfach wissenschaftlich belegt.

Beta-Sitosterol ist das am häufigsten vertretene Phytosterol. Es sorgt effektiv für eine gesunde Prostata, einen guten Urinfluss, ein starkes Immunsystem und einen sicheren Zellschutz. Das wurde in mehreren wissenschaftlichen Studien belegt.

Produkt	Phytosterolgehalt (mg/100 g)
Gemüse	
Oliven, schwarz	50
Rosenkohl	43
Blumenkohl	40
Brokkoli	39
Karotten	16
Zwiebeln	8
Tomaten	5
Obst	
Orange	24
Grapefruit	22
Pfirsich	15
Banane	14
Apfel	13
Birne	12
Kiwi	9
Getreide	1 bis 200
Saaten und Nüsse	22 bis 714

Beta-Sitosterol lindert die Art von Prostatabeschwerden, unter denen Männer ab 40 häufig leiden. In einer Studie an 200 Männern mit einer gutartigen Prostatavergrößerung erhielt die Hälfte der Gruppe täglich Beta-Sitosterol, die andere Hälfte ein Placebo. Nach sechs Monaten hatten sich in der Gruppe, die Beta-Sitosterol genommen hatte, die wichtigsten Symptomwerte verbessert (Berges et al; 1995). In einer Nachfolgestudie, die die Dauerhaftigkeit der Reaktion auf Beta-Sitosterol untersuchte, wurde die hilfreiche Wirkung von Beta-Sitosterol weitere 18 Monate aufrechterhalten (Berges et al; 2000)!

Eine sehr reichhaltige Quelle für Phytosterole ist die Ölpalmfrucht: Die Palmfrucht „Elaeis Guineensis" gehört zur Familie der Arecaceae. Wenn Sie einen Phytosterol-Komplex ergänzen, achten Sie darauf, dass er mindestens 60 mg Beta-Sitosterol pro Tag enthält.

▶ **Mein Tipp:**
Zur Gesunderhaltung Ihrer Prostata reichen in den meisten Fällen Vollspektrum-Extrakte mit Lycopin und Beta-Sitosterol aus.

7. Finger weg von Sägepalm-Extrakten

Die Sägepalme ist eine Beere, die z. B. auf Zwerg-Palmen in Florida und im Großteil des südöstlichen Teils des Kontinents wächst. Sie wird vielfach als natürliches Therapeutikum bei Prostatabeschwerden propagiert. Ich rate Ihnen davon ab.

Denn die bislang größte und längste Studie zu dem Thema, die 2012 im *Journal of the American Medical Association* erschienen ist, bestätigt: Sägepalmen- oder Sabal-Extrakte helfen nicht bei Harnproblemen, die auf eine gutartig vergrößerte Prostata zurückzuführen sind.

Die Wirkung des Extrakts wurde über einen Zeitraum von knapp eineinhalb Jahren an mehr als 350 Männern mittleren Alters getestet, die moderate Beschwerden beim Wasserlassen hatten. Selbst beim Dreifachen der Standarddosis linderte der Extrakt die Symptome nicht besser als ein Scheinpräparat ohne Wirkstoff. Damit wurde eine vorangegangene Studie aus dem Jahr 2006 bestätigt.

8. Pollenextrakt

Pollen sind mit Vitaminen, Mineralien, Antioxidantien, ungesättigten Fettsäuren, Enzymen und vielem mehr angereichert. Sie sind ein „Supernahrungsmittel" für Bienen – und für Ihre Prostata.

Der Pollenextrakt kann Dihydrotestosteron (DHT) blockieren und garantiert so eine bessere Prostatafunktion. Sie erinnern sich? DHT ist das Abbauprodukt des Testosterons, das mit zunehmendem Alter vermehrt gebildet wird. Die erhöhte Konzentration an DHT führt zu einer krankhaften Vermehrung des Drüsengewebes und infolgedessen zu den typischen Beschwerden einer Prostatavergrößerung.

Es hat sich jetzt gezeigt, dass der Pollenextrakt das DHT ausschalten kann. Forscher in England verabreichten Männern, die häufig auf die Toilette mussten und Probleme beim Wasserlassen hatten, **Pollenextrakt**. Nach nur sechs Monaten zeigten 79 % von ihnen eine echte Verbesserung. Und 36 % wurden ihre Symptome sogar komplett los.

Die Blockade von DHT ist nur eine der vielen Stärken des Pollenextrakts. Er wirkt nebenbei entspannend auf die Muskulatur im Harntrakt. Das ist mit entscheidend für die Prostatagesundheit, da Muskeln, die permanent unter Spannung stehen, ein vollständiges Wasserlassen unmöglich machen. Weitere Vorteile sind seine entzündungshemmenden und zellschützenden Kräfte. Der Pollenextrakt stärkt die Gesundheit der Prostata auf Zellebene, indem er durch freie Radikale verursachten DNA-Schäden vorbeugt.

Auch wenn sein Handlungsspektrum sehr umfangreich ist, sind seine wirkungsvollsten Anwendungsgebiete die gutartige Prostatavergrößerung, die Prostatitis (Entzündung der Prostata) und die Vorbeugung von Prostatakrebs.

▶ **Mein Tipp:**
Roggenpollen-Extrakt nehmen Sie am sinnvollsten in Form von Kapseln hoch dosiert ein (ca. 500 mg pro Tag, z. B. Cernilton von Strathmann oder Pollstimol von Strathmann, in Drogerie oder Apotheke). Qualitativ hochwertige Pollenextrakte zeichnen sich dadurch aus, dass sie das komplette Spektrum wasser- und fettlöslicher Bestandteile enthalten.

9. Lignane: Leinsamen – kleine Körner mit doppelt wirksamen Inhalten

Lignane sind Pflanzenstoffe, die in Vollkorngetreide, Gemüse und Früchten, vor allem aber in unbehandelten Leinsamen vorkommen. Als Leinsamen werden die Samen des Flachs bezeichnet. Sie haben je nach Sorte eine braune oder gelbe Schale, schmecken leicht nussig und enthalten etwa 40 % Fett (Leinöl). Vielleicht kennen Sie Leinsamen bis dato nur in Verbindung mit Verdauungsproblemen. Weithin unbekannt ist jedoch, dass Leinsamen Großes für Ihre Prostata bewirken kann.

Das Innere des Samens: Omega-3-Fettsäuren schützen Sie vor Prostatakrebs

Genau dieses Öl, das aus dem Inneren des Samens gewonnen wird, ist es, dass Leinsamen für Sie und Ihre Prostatagesundheit so interessant macht. Denn die im Leinöl enthaltene Alpha-Linolensäure besteht aus der mehrfach ungesättigten Omega-3-Fettsäure. Und zwar hat sie einen Anteil von etwa 50 % – das ist eine der höchsten Konzentrationen von Omega-3-Fettsäuren aller bekannten Pflanzenöle! Die im Leinsamen enthaltenen Omega-3-Fettsäuren verändern den Zusammenschluss von Krebszellen und machen diese gegenüber gesunden Zellen in der Prostata weniger aggressiv.

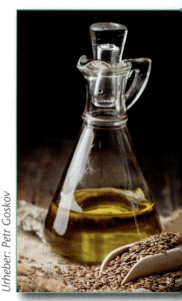

Urheber: Petr Goskov

Die äußere Schale: Lignane erhalten Ihr Testosteron

Die Lignane aus Leinsamen wandeln sich im Darm in aktive Verbindungen, das Enterodiol und das Enterolacton, um. Schon 30 Gramm Leinsamen erhöhen effektiv Ihren Enterolacton-Spiegel im Körper, einen natürlichen Aromatase-Hemmer (hemmen die für den männlichen Körper schädliche Östrogenbildung).

Das bewirken Lignane für eine gute Funktionsweise Ihrer Prostata:

- Sie hemmen das Enzym Aromatase, das für die Umwandlung von Testosteron in Östrogen verantwortlich ist.
- Sie hemmen die Wirkung der 5-alpha-Reduktase, was die Umwandlung von „gutem" Testosteron in „schlechtes" DHT bewirkt.
- Sie hemmen die Bindung von Östrogenen an das Protein SHBG (Sexualhormonbindendes Globulin, das ca. 80 % des Testosterons ausmacht) und beschleunigt so die Ausscheidung des Östrogens aus Ihrem Organismus.

▶ Zusätzlich wird Testosteron gebunden und somit das Wachstum der Krebszellen in der Prostata gebremst.

Haben Sie sich schon mal gefragt, warum Asiaten wesentlich weniger an Krebs erkranken als andere Menschen?

Die traditionelle japanische und chinesische Ernährung ist reich an Lebensmitteln wie Obst, Gemüse, Körnern und Samen – der Quelle von Lignanen. Wogegen die typische westliche Ernährung tendenziell eine unergiebige Quelle für Lignanverbindungen ist.

▶ **Die gute Nachricht:** Sie brauchen keine Unmengen Vollkorngetreide, Sesam- oder Leinsamen zu essen. Nehmen Sie ein gutes Nahrungsergänzungsmittel, das neben Lycopin- und Palmextrakt auch Flachs-Lignane enthält. Flachs-Lignane sind im Vergleich zu anderen Lignanen einfacher assimilierbar (gleichen sich leichter an den Organismus an), haben keine abführende Wirkung, verursachen keine Blähungen und entsprechen ganzen 30 Gramm Leinsamen!

10. Zeigen Sie Ihren Beschwerden die gelbe Karte: Mit natürlichen Aromatase-Hemmern

Flavonoide sind die am häufigsten vorkommenden Polyphenole (u. a. Apigenin, Genistein, Luteolin, Chrysin, Myricetin). Unter ihnen zeichnen sich insbesondere Luteolin und Myricetin durch ihre positiven Effekte für die Prostatagesundheit aus.

Der gelbe Pflanzenstoff **Luteolin** gehört zur Familie der Flavonoide; er kommt in Olivenöl, grüner Paprika, Artischocken, Sellerie sowie in den Kräutern Minze, Thymian und Petersilie vor.

Human- und Tierstudien zeigen, dass Luteolin sehr gut vom Körper aufgenommen wird und der Aromatase-Hemmer schlechthin ist. Selbst bei niedrigen Tagesmengen garantiert Luteolin eine starke Schutzwirkung! Es schützt das für Ihr Geschlechtsleben und Ihre Prostata so wertvolle Testosteron vor den Angriffen des Östrogens!

Im Vergleich zu 27 anderen Flavonoiden schützt Luteolin auch die Erbinformationen im Zellkern am besten. Luteolin hat darüber hinaus die einzigartige Fähigkeit, gefährlich hohe Spiegel entzündungsfördernder Signalstoffe zu vermeiden.

Und das nicht nur in der Prostata, sondern auch im Gehirn und im ganzen Körper. Unbemerkte Entzündungen hängen praktisch mit allen unerwünschten Konsequenzen des Alterns zusammen.

Setzen Sie zusätzlich auf natürliche 5-alpha-Reduktase-Hemmer

Der Pflanzenstoff **Myricetin** ist ebenfalls ein Flavonoid. Er kommt in schwarzem Tee, Heidelbeeren, schwarzen Johannisbeeren, Trauben und Walnüssen vor.

Human- und Tierstudien zeigen, dass auch Myricetin sehr gut vom Körper aufgenommen wird und enorme Schutzwirkungen auch bei niedrigen Tagesmengen garantiert.

Myricetin ist ein starker 5-alpha-Reduktase-Hemmer. Das Enzym 5-alpha-Reduktase wandelt Testosteron in Dihydrotestosteron (DHT) um. DHT stimuliert das Wachstum der Prostata.

Eine Humanstudie in Finnland bewies den exzellenten Schutz vor Prostatakrebs. Achten Sie jedoch darauf, dass Sie diesen wertvollen Naturstoff in seiner freien Form erhalten, sodass eine optimale Bioverfügbarkeit gewährleistet ist.

11. Vergessen Sie nicht die 3 wichtigsten Mikronährstoffe für Ihre Prostata!

Es gibt wissenschaftliche Hinweise, dass Mikronährstoffe wie Selen, Zink und Vitamin E zur Gesunderhaltung der Prostata beitragen können (Thomas J.A., 1999; Feustel A. et al, 1987). Weitere Studien haben ergeben, dass die Aufnahme von Omega-3-Fettsäuren mit den wichtigen Bestandteilen Dehydroascorbinsäure (DHA) und Eicosapentaensäure (EPA) die Umwandlung von Testosteron in DHT hemmt (Pham H. et al, 2002).

▶ **Selen** neutralisiert freie Radikale. Der Mikronährstoff ist in der Krebsheilkunde als wichtiger Radikalenfänger bekannt und wird als komplementäre Maßnahme zur Strahlen- und Chemotherapie eingesetzt. Selen ist als Nahrungsergänzungsmittel erhältlich, nehmen Sie 200 mg am Tag ein. Es kommt natürlich in Hering, Thunfisch, Sardinen, Kalbsleber, Sojabohnen und Weizenvollkornprodukten vor.

▶ **Zink** hemmt die Prolaktin-Ausschüttung und kann dadurch ein weiteres Wachstum des Drüsengewebes bremsen. Die empfohlene Tagesdosis zu therapeutischen Zwecken liegt bei 30 bis 50 mg, die Sie am besten mit einem Fertigpräparat aus der Apotheke (z. B. Unizink®, Curazink®, Zink Verla®, Monatsbedarf ab 7 €) zu sich nehmen.

▶ **Omega-3-Fettsäuren** wirken entzündungshemmend. Sie sind reichlich in fettem Fisch wie Makrelen und Lachs enthalten, aber auch in Leinöl. Essen Sie daher mindestens zweimal wöchentlich Fisch, und bereiten Sie Ihr Salatdressing mit etwas Leinöl zu. Sie können auch eine „Kur" mit einem Fischöl-Präparat (Tagesdosis 1.000 bis 5.000 mg Omega-3-Fettsäuren) aus dem Drogeriemarkt machen.

▶ **Mein Fazit für Sie:** Diesen Mitteln ist gemeinsam, dass sie die Beschwerden einer vergrößerten Prostata lindern. Allerdings helfen die Präparate nicht sofort – Sie brauchen Geduld, bis die Wirkeffekte eintreten. Wie schnell das geschieht, hängt von dem Mittel selbst und natürlich von Ihrem Stoffwechsel ab. Ich empfehle Ihnen, zwei bis drei Monate Geduld aufzubringen und die Wirkung auf Ihren Körper zu beobachten. Sinnvoll sind Kombinationspräparate und der Einbau der Wirkstoffe in Ihren täglichen Speiseplan!

Strategie 2: Lehnen Sie sich zurück und warten Sie ab

Ist eine BPH noch im Frühstadium, kann auch „Abwarten und beobachten" in Betracht gezogen werden. Der Patient sollte zusammen mit seinem Arzt genau überlegen, ob eine Verzögerung bei der Behandlung nicht zu irreversiblen Komplikationen führt.

Beobachtendes Abwarten bedeutet aber nicht, dass gar keine Therapie durchgeführt wird. Es gibt diverse Maßnahmen, die die Schwere der Symptome verringern können. Eine verringerte Flüssigkeitszufuhr vor dem Zubettgehen kann etwa helfen. Auch ein eingeschränkter Kaffee- und Alkoholkonsum ist anzuraten.

Darüber hinaus sollte eine ausreichende Zufuhr von natürlichen Nährstoffen sichergestellt sein, die auf ernährungsmedizinischem Weg helfen können (dazu ab Seite 57 mehr).

Strategie 3: Die klassische medikamentöse Therapie

▶ 5-alpha-Reduktase-Inhibitoren (z. B. Finasterid)

Prostatazellen, sowohl normale, also gesunde Zellen, wie auch Krebszellen, produzieren das Enzym 5-alpha-Reduktase, das Testosteron in Dihydrotestosteron (DHT) umwandelt. DHT wirkt viel stärker, also aggressiver, als Testosteron.

DHT bewirkt eine Größenzunahme der Prostata. Ein 5-alpha-Reduktase-Hemmer bremst das Enzym aus, das Prostatavolumen nimmt bis zu 20 bis 30 Prozent ab, die Beschwerden lassen entsprechend nach.

Ein solcher Wirkstoff ist beispielsweise Finasterid oder Dutasterid. Die Wirkung setzt allerdings erst nach längerer Einnahmezeit – ca. sechs Monaten – ein.

Leider sind 5-alpha-Reduktase-Hemmer nicht in der Lage, das Enzym vollständig zu hemmen, so dass es nicht das perfekte Mittel der Wahl ist. Ganz zu schweigen von dem weiter oben beschriebenen Nachteil, dass hiermit keine gleichzeitige Hemmung des Enzyms Aromatase verbunden ist.

Nebenwirkungen: in seltenen Fällen herabgesetzte Libido und Potenzstörungen. Gut zu wissen: Die Einnahme dieses Wirkstoffs führt zu einem Absinken des PSA-Werts im Blut.

▶ **Achtung: Finasterid erhöht in Kombination mit Alkohol Ihr Prostatakrebsrisiko!** Am Fred Hutchinson Cancer Research Center in Seattle (US-Bundesstaat Washington) wurde eine interessante und zugleich erschreckende Feststellung gemacht. Bei dieser Untersuchung wurde der Einfluss der Alkoholaufnahme bei Patienten mit BPH untersucht. Dabei wurde festgestellt, dass der Konsum von großen Mengen Alkohol die vorbeugende Wirkung des 5-alpha-Reduktase-Hemmers erheblich reduziert.

Doch es zeigte sich noch ein fataler Zusammenhang: Die Einnahme des Medikaments führte zu einem massiven Anstieg des Prostatakrebsrisikos, sobald der Patient regelmäßig – und vor allem viel – trank. Die Wahrscheinlichkeit einer Tumorbildung lag um immerhin 78 Prozent höher und mutierte bei diesen Patienten zumindest potenziell zum Krebsauslöser.

Diese Therapiemöglichkeiten stehen Ihnen bei einer BPH offen

Das bringt bei der Behandlung einer BPH mit Finasterid weit reichende Konsequenzen mit sich: Der Alkoholkonsum dreht die medikamentöse Therapie in ihr Gegenteil um.

> ▶ **Mein Rat:**
> Teilen Sie Ihrem Urologen bei der Anamnese auf jeden Fall Ihre Alkoholkonsum-Gewohnheiten mit. Ihr Arzt kann dann die entsprechende Therapie bei einer BPH anpassen. Gerade mit dem Konsum von Alkohol gehen Sie ein erhöhtes Risiko für Prostatakrebs ein.

Dutasterid senkt hingegen Ihr Prostatakrebs-Risiko um 25 Prozent

Auf dem Jahreskongress der Amerikanischen Gesellschaft der Urologen Ende April 2010 in Chicago wurde in einer Studie vorgestellt, dass eine Prostatakrebsreduktion von etwa 25 Prozent durch die Gabe von Dutasterid erreicht werden kann.

So ist bei Männern, die eine Behandlung Ihrer vergrößerten Prostata mit Dutasterid erfahren, auch ein Zusatznutzen der Prostatakrebsvorsorge vorhanden.

> ▶ **Mein Tipp:**
> Die Möglichkeit einer verbesserten Früherkennung und einer Vorbeugung von Prostatakrebs mit diesem Medikament sollten Sie mit Ihrem Arzt abklären. Fragen Sie gezielt nach Dutasterid, und lassen Sie sich persönlich beraten.

▶ **Alpha-Blocker: Terazosin, Prazosin, Tamsulosin und Doxazosinmesilat**

Bluthochdruckmedikamente, wie beispielsweise die sogenannten Alpha-Blocker, wirken auf das Nervensystem und führen so zu einer Entspannung der Arterien. Oft leiden BPH-Patienten parallel an Bluthochdruck (Hypertonie) oder zumindest an erhöhtem Blutdruck. Diese Medikamente haben bis zu einem gewissen Grad auch einen positiven Einfluss auf die glatte Muskulatur der Prostata.

Die Prostata ist – ähnlich wie die röhrenförmige Muskulatur der Arterien – mit einer glatten Muskulatur durchflochten. Die glatte Muskulatur der Arterien wird durch das Nervensystem gesteuert. Bei erhöhtem Blutdruck ist die Muskulatur der Arterien angespannt. Alpha-Blocker entspannen die glatte Muskulatur der Arterien, der Prostata und andere glatte Muskelstrukturen im Körper.

Ein Nachteil der Alpha-Blocker ist, dass sie nicht zu 100 Prozent wirken. Ein weiterer Nachteil sind erhebliche Nebenwirkungen, vor allem Impotenz, niedriger Blutdruck, Kopfschmerzen und Schwindel beim Aufstehen.

▶ **Wichtiger Hinweis:** Alpha-Blocker sollten Sie nicht einnehmen, wenn bei Ihnen gleichzeitig eine Operation des Grauen Stars ansteht.

Diese Therapiemöglichkeiten stehen Ihnen bei einer BPH offen

Wie eine Kombinationstherapie Ihnen bei vergrößerter Prostata helfen kann

5-apha-Reduktase-Hemmer und Alpha-Blocker
Nach den Ergebnissen einer vom National Institute of Health in den USA veröffentlichten klinischen Studie ist die Kombination von zwei Medikamenten zur Behandlung der BPH wirksamer als die Verabreichung jedes einzelnen Präparats, um einer weiteren Vergrößerung der Prostata vorzubeugen.

In der Studie wurden 3.000 Männer über 50 Jahre untersucht, bei denen eine BPH vorlag. Bei den in der Studie eingesetzten Präparaten handelte es sich um Finasterid (Proscar®, Propecia®) und den Alpha-Blocker Doxazosin (Cardular®). Finasterid hemmt die Hormone, die das Prostata-Wachstum anregen. Alpha-Blocker wie Doxazosin und Tamsulosin (Alnas®, Omnic®) entspannen die Muskeln in der Prostata sowie des Blasenhalses und tragen so dazu bei, das Urinieren zu erleichtern.

Die Probanden wurden in vier Gruppen unterteilt. Eine Gruppe nahm Finasterid, eine andere Doxazosin, der dritten Gruppe wurden beide Medikamente verabreicht, während die vierte Gruppe ein Placebo erhielt.

Bei den Männern, die sowohl Finasterid als auch Doxazosin einnahmen, konnten die Symptome der BPH über den längsten Zeitraum gelindert werden. Das Risiko eines Fortschreitens der BPH wurde um 67 % reduziert. Die Männer, die lediglich Finasterid einnahmen, hatten ein um 34 % reduziertes Risiko. Bei der Gruppe, die nur Doxazosin einnahm, reduzierte sich das Risiko um 39 %.

▶ Alpha-Blocker und Medikamente gegen Reizblasen-Symptome

In einer im *Journal of the American Medical Association* veröffentlichten Studie wurden 879 Prostata-Patienten in vier Gruppen aufgeteilt. Eine Gruppe erhielt den Alpha-Blocker Tamsulosin, die zweite Gruppe ein Medikament gegen Reizblasen-Symptome, die dritte Gruppe bekam beide Medikamente und die vierte ein Placebo.

Die Mittel gegen Prostatavergrößerung (Alpha-Blocker), gegen eine überaktive Blase und das Placebo zeigten eine vergleichbare Wirkung, indem sie die Symptome etwas verringerten. Anders die Gruppe 3, die beide Medikamente erhielt: Diese Wirkstoffkombination hatte bei Weitem den besten Effekt. Bei 80 % der Männer in dieser Gruppe gingen die Symptome deutlich zurück!

> ▶ **Mein Rat:**
> Wenn Sie mit den Ergebnissen Ihrer derzeitigen BPH-Behandlung nicht zufrieden sind, sprechen Sie mit Ihrem Arzt darüber, ob eine Kombination von BPH-Medikamenten für Sie in Frage kommt.

Strategie 4: Diese chirurgische Behandlungsmethoden stehen heutzutage zur Verfügung

Sexualleben trotz Prostata-OP?

Eine Prostatektomie beeinflusst das Sexualleben unmittelbar nach der OP. Dieser Zustand kann aber auch länger andauern. Denn es kommt vor, dass bei einer Prostataoperation, vor allen Dingen bei der offenen Prostatektomie, die Nervenstränge des

Diese Therapiemöglichkeiten stehen Ihnen bei einer BPH offen

Penis verletzt und die betroffenen Männer dadurch impotent werden. Ein weiteres Problem stellt die Zeugungsunfähigkeit dar, die als Folgeerscheinung dann auftritt, wenn die Samenflüssigkeit in die Harnblase zurückgedrängt wird, anstatt aus dem Penis herausgeschleudert zu werden. Diesen Vorgang bezeichnet man als retrograde Ejakulation.

Das liegt daran, dass der für die Harnröhrenverengung verantwortliche Teil er Prostata nicht beseitigt werden kann, ohne dabei den Muskel zu entfernen, der den Harnblasenhals während des Geschlechtsverkehrs dehnt beziehungsweise zusammenzieht. Er ist dafür verantwortlich, dass beim Orgasmus nicht Urin, sondern Samenflüssigkeit herausgeschleudert wird.

Studien zufolge geht man davon aus, dass 30 bis 90 Prozent der Prostatektomie-Patienten an einer retrograden Ejakulation leiden. Das ist tendenziell kein Problem, stellt aber dann eines dar, wenn der Mann im späteren Alter noch mal Familie haben möchte. Diesen Männern wird empfohlen, noch vor der Operation ihren Samen einfrieren zu lassen und mittels künstlicher Befruchtung Nachkommen zu zeugen.

Der Vorteil bei der Prostatektomie liegt darin, dass sich manche Männer keine Gedanken mehr um Verhütung machen müssen. Jedoch gilt es nur für einige Männer, da dieses Ergebnis nicht garantiert werden kann. Dauerhafte Verhütungsmethoden sollten mit einem Chirurgen besprochen werden, denn eine Vasektomie kann gleichzeitig mit der Prostatektomie erfolgen.

Wann Sie um eine OP nicht drum herumkommen.

Eine Operation ist dann notwendig, wenn sich Restharn in Ihrer Blase sammelt oder wenn Sie unter Harnverhalt leiden. Es gibt aber noch weitere **Hinweise**, dass Sie sich unbedingt operieren lassen sollten. Auch bei

- Blut im Urin,
- Harnblasensteinen,
- häufigen Infekten der Harnwege oder
- Nierenschäden

rate ich Ihnen zu einer OP. Dabei wird das vergrößerte Gewebe entfernt.

> ▶ **Mein Rat:**
> Wie Sie sich schnellstmöglich von einem Prostata-Eingriff erholen, lesen Sie ab Seite 190.

▶ Prostatektomie – teilweise oder komplette Entfernung der Prostata

Zu den chirurgischen Behandlungsmöglichkeiten gehört die Prostatektomie. Das Suffix -ektomie bedeutet die Entfernung eines Organs oder einer Drüse, aber nicht unbedingt des gesamten Organs oder der gesamten Drüse. Eine einfache (Teil-)Prostatektomie und eine radikale Prostatektomie sind sehr verschiedene Verfahren.

Wann ist eine Prostatektomie erforderlich?

Eine Prostatektomie wird nötig, wenn die Prostatahyperplasie derart fortgeschritten ist, dass der Harnabfluss behindert wird (Teilentfernung der Prostata > 80 g), oder weil Prostatakrebs (radikale Entfernung) diagnostiziert wurde und ein operativer Eingriff als die beste Lösung angesehen wird. Je nach Zugangsweg wird noch einmal zwischen

- den „offenen" Methoden über den Bauch (RRP) oder den Bereich zwischen Hoden und After (RPP) und
- den „minimal-invasiven" Verfahren (TURP und TUIP) unterschieden

> Diese Therapiemöglichkeiten stehen Ihnen bei einer BPH offen

Wie sieht der Verlauf aus?

Die Prostatektomie wird unter Vollnarkose durchgeführt und erfordert einen Krankenhausaufenthalt von sieben bis zehn Tagen. Bei dieser Behandlungsmethode werden durch einen Schnitt im Unterbauch die Harnblase eröffnet und das Drüsengewebe der Prostata von innen her entfernt.

▶ **Nachteile:**

- ▶ Es ist möglich, dass die Blutung bei dieser Behandlungsmethode so stark ist, dass auf Bluttransfusionen zurückgegriffen werden muss.
- ▶ Erfordert den längsten Klinikaufenthalt sowie die längste Katheter- und nachfolgende Genesungszeit.
- ▶ Wenn nach der Operation der Katheter entfernt wird, haben viele Patienten im Anschluss Beschwerden und Schmerzen beim Wasserlassen. Einige leiden auch unter Inkontinenz.

▶ **Vorteile:**

- ▶ Eventuell das beste Verfahren für Männer mit einer sehr großen Prostata.
- ▶ Eine gute Option, wenn gleichzeitig die Behandlung eines großen Blasensteins erforderlich ist.

▶ **Laparoskopische Prostata-Entfernung via Single-Port**

Die Ärzte um Prof. Dr. Peter Albers, Leiter der Urologischen Abteilung am Universitätsklinikum Düsseldorf, haben eine Methode entwickelt, mit der sie einem Patienten die Prostata mittels eines einzigen Hautschnitts entfernt haben. Dabei setzen die Urologen spezielle Single-Port-Instrumente ein. Bei dieser Operationsmethode benötigen die Ärzte nur einen einzigen zentralen Zugang zum Bauchraum.

Diese Operationsmethode mit einem Zugang hat mehrere Vorteile:

1. Die Wunde wird sehr begrenzt.
2. Der Patient hat kaum postoperative Beschwerden.
3. Der Blutverlust ist sehr gering. Dadurch verkürzt sich der Heilungsprozess auf nur wenige Tage.

▶ Transurethrale Resektion der Prostata (TURP) – teilweise Entfernung der Prostata

Bei der transurethralen Resektion wird das Prostatagewebe über die Harnröhre entfernt. Der Vorteil ist, dass es zu keinem chirurgischen Schnitt kommt.

Eine TURP wird mit Hilfe eines Resektoskops durchgeführt. Das ist ein circa 30 Zentimeter langes Gerät mit einem Durchmesser von ungefähr 1,2 Zentimetern. Da eine normale Harnröhre lediglich 0,6 Zentimeter im Durchmesser beträgt, bekommt der Patient zuvor eine Spinalanästhesie oder eine Vollnarkose.

Ein Resektoskop verfügt über eine Lichtquelle, einen Kanal für die Sicht des Operateurs, eine Flüssigkeitszufuhr und einen Arbeitskanal. Durch diesen Arbeitskanal können eine Drahtschlinge und ein Elektrokauter gesteuert werden, mit dem Gewebe entfernt wird. Bei der Behandlung werden Hindernisse für den Harnabfluss durch die Prostata beseitigt.

Der Chirurg hobelt die störenden Teile der Prostata mittels einer Drahtschlinge, spült sie mit dem eingeführten Wasser aus und kautert im Anschluss den Wundbereich, damit die Blutung des Gewebes zum Stillstand kommt.

Diese Therapiemöglichkeiten stehen Ihnen bei einer BPH offen

▶ **Vorteile:**

- ▶ Etabliertes Verfahren, das am häufigsten angewendet wird.
- ▶ Im Allgemeinen verschwinden moderate bis schwere Symptome innerhalb von wenigen Tagen.
- ▶ Das Prostatagewebe kann auf Krebs untersucht werden.

▶ **Nachteile:**

- ▶ Meistens ist ein Krankenhausaufenthalt von ein bis zwei Tagen erforderlich.
- ▶ Ein Urinkatheter muss häufig für einige Tage eingesetzt werden.
- ▶ Nach fünf bis zehn Jahren können eventuell erneute Operationen erforderlich sein.
- ▶ Das Risiko einer Bluttransfusion, der Entwicklung einer Harnröhrenverengung und einer erektilen Dysfunktion (Impotenz) ist größer als bei der Laserablation oder bei der HoLEP (Näheres zur Laserablation und zur HoLEP im Folgenden).
- ▶ Trotz des Kauterisierens kann die Wunde weiter bluten. Es ist durchaus möglich, dass Sie eine Blutkonserve benötigen. Besprechen Sie im Vorhinein mit Ihrem Arzt über eine Eigenblutspende. Falls eine Konserve benötigt wird, sind Sie – in Zeiten von HIV – so auf der sicheren Seite.

Bei einem Eingriff wie diesem besteht immer die Gefahr einer Infektion. Aus diesem Grund werden dem Patient schon im Voraus Antibiotika verordnet. Nach einer TURP leiden die meisten Patienten an einer leichten Inkontinenz, die meist nach einigen Monaten überstanden ist. Der Grund dafür ist, dass die Prostata eng mit der Blase verbunden ist. Durch den Eingriff wird oft der Blasenschließmuskel leicht beschädigt. Ist der Chirurg unerfahren oder unvorsichtig, kann der Blasenschließmuskel so schwer beschädigt werden, dass der Patient für immer inkontinent bleibt. Das passiert bei etwa jedem 10. Patient.

Unterhalb der Prostata liegt ein weiterer, wilkürlicher Schließmuskel. Es ist ein Ventil, das durch sogenannte Kegel-Übungen trainiert und gestärkt werden kann. Eine ganz einfache Kegel-Übung ist beispielsweise folgende: Während des Wasserlassens unterbrechen Sie ganz bewusst den Harnstrom. Spüren Sie in sich hinein, welche Muskeln die Blasenentleerung steuern. Wenn Sie das herausgefunden haben, trainieren Sie diese Muskeln, in dem Sie sie bewusst mehrmals am Tag an- und entspannen. Durch diese Übung stärken Sie die Muskeln und bekämpfen die Inkontinenz. Weitere Übungen finden Sie auf Seite 109.

Aber: Wenn das primäre Ventil sehr stark beschädigt wurde, schließt es bei einer Erektion des Mannes nicht mehr richtig ab. Der sekundäre Muskel öffnet sich hingegen immer bei einer Erektion. Das kann dazu führen, dass der Mann beim Geschlechtsverkehr leicht inkontinent ist.
Leider können dagegen auch Kegel-Übungen nichts bewirken.

Warum kann nach einer TURP noch Prostatakrebs entstehen?

Die TURP entfernt das Innere der Prostata und gestattet so einen freieren Urinfluss. Dennoch kann sich Krebs entwickeln, weil nach einer TURP die äußere Schicht der Drüse zurückbleibt, in der die meisten Krebszellen auftreten.

Ein weiteres Problem ist folgendes: Während der Phase der sexuellen Erregung ist der Blasenschließmuskel im Normalfall dicht geschlossen. Das ist allerdings dann nicht mehr der Fall, wenn dieser Muskel verletzt wurde. Dann wird das Ejakulat nicht nach draußen befördert, sondern es kommt zu einer retrograden Ejakulation. Das heißt, dass die Samenflüssigkeit den kürzeren Weg in die Blase wählt. Der Mann erlebt trotzdem einen ganz normalen Orgasmus – er kann aber auf normalem Weg keine Kinder mehr zeugen. Hier helfen allerdings die Mittel und Wege der künstlichen Befruchtung.

Obwohl die TURP eine sehr wirksame Behandlung ist, die den Mann nahezu symptomfrei werden lässt, kann die BPH erneut auftreten.

▶ Transurethrale Inzision der Prostata (TUIP)

Bei einer TUIP handelt es sich um ein relativ einfaches Verfahren. Dabei werden über einen Zugang durch die Harnröhre der Blasenhals und die Prostata eingeschnitten (Inzision = Einschnitt) sowie eventuell störendes Gewebe entfernt. Die Einschnitte werden meist mit einem speziellen Skalpell oder auch mit einem Laser durchgeführt. Dieser Vorgang ist weniger traumatisch als eine TURP und hat weniger Nebenwirkungen, erweist sich aber nicht in allen Fällen als wirksam.

Die TUIP ist mit geringeren Eingriffen und damit Verletzungen des Gewebes verbunden, daher sind bei diesem Verfahren weniger Komplikationen zu erwarten. Allerdings ist hierbei erfahrungsgemäß eine häufigere Nach-OP (nach fünf bis acht Jahren) erforderlich, da neues Gewebe nachwachsen kann.

▶ Laserablation bzw. Verdampfung (Vaporisation) des Gewebes

Das Wort LASER ist ein Akronym für „Light Amplification by Stimulated Emission of Radiation", auf Deutsch „Lichtverstärkung durch stimulierte Emission von Strahlung". Laserstrahlen können so stark sein, dass sie sogar ein Loch in einen Diamanten brennen können.

Bei der Laserablation oder Verdampfung wird ein Endoskop in die Harnröhre eingeführt, um Prostatagewebe mittels des Hochenergie-Lasers zu verdampfen bzw. zu zerstören.

Hier die unterschiedlichen Laserverfahren im Überblick:

- ▶ **Laser-Vaporisation:** Bei diesem Eingriff wird das vergrößerte Prostatagewebe verdampft. Der Laser wird durch die Harnröhre in den Körper geschoben und die Operation von einer auf diesem Weg mit eingeschobenen Mini-Kamera überwacht.
- ▶ **Laser-Resektion:** Das Prostatagewebe wird in diesem Fall nicht verdampft, sondern mit dem Laser weggeschnitten. Auch dieser Eingriff erfolgt durch die Harnröhre und wird von einer Minikamera überwacht.
- ▶ **Laser-Ablation:** Lasersonden werden über die Harnröhre zur Prostata geschoben und dort in das Gewebe eingestochen. Dabei wird das Gewebe zerstört.
- ▶ **Greenlightlaser:** Verfahren mit extrem hoher Sicherheit, das allerdings nicht für große Geschwulste geeignet ist, da es die Gewebeschichten nur sehr langsam abträgt.

▶ **Vorteile:**
- ▶ Es treten kaum Blutungen auf, denn der Laser versiegelt die Blutgefäße.
- ▶ Sehr schonend und wenig invasiv.
- ▶ Die Operationszeiten sind verglichen mit der TURP unschlagbar kurz.
- ▶ Keine Narkose notwendig.
- ▶ Das Laserverfahren kann ambulant bzw. mit nur einer Nacht Klinikaufenthalt durchgeführt werden.

▶ **Nachteile:**
- ▶ Das Prostatagewebe wird zerstört und kann deshalb nicht auf Krebs untersucht werden.
- ▶ Nur geeignet für Männer mit einer kleineren Prostata.
- ▶ Erneute Behandlungen können nach 5 bis 10 Jahren erforderlich sein.

Diese Therapiemöglichkeiten stehen Ihnen bei einer BPH offen

- Die Häufigkeit des Wasserlassens, ein größerer Harndrang sowie ein brennendes Gefühl sind verbreiteter als beim TURP- oder HoLEP-Verfahren.
- Eine Linderung der Beschwerden setzt erst nach Wochen bzw. Monaten ein (so lange dauert es nämlich, bis das abgestorbene Gewebe abgestoßen worden ist). Für diesen Zeitraum muss ein Dauerkatheter gelegt werden.

▶ Holmium-Laser-Enukleation der Prostata (HoLEP)

Auch hier wird ein Endoskop in die Harnröhre eingeführt. Das vergrößerte Prostatagewebe wird abgetragen und entfernt. Bei diesem Verfahren wird so viel Gewebe entfernt wie bei der offenen Prostata-Entfernung und mehr Gewebe im Vergleich zu einer TURP oder Laserablation.

▶ **Vorteile:**

- Sofortige Linderung der Beschwerden.
- Das Prostatagewebe kann auf Krebs untersucht werden.
- Sehr niedriges Risiko für Blutungen.
- Das Laserverfahren kann ambulant bzw. mit nur einer Übernachtung in der Klinik durchgeführt werden.
- Eine erneute Behandlung ist sehr selten.
- Das Risiko einer erektilen Dysfunktion ist geringer als bei der TURP oder Laserablation.
- Ein Urinkatheter wird gewöhnlich für weniger als 24 Stunden benötigt.

▶ **Nachteile:**

- Reizungen beim Wasserlassen können auftreten, sind aber weniger häufig als bei der TURP oder Laserablation.
- Bei Männern mit einer kleineren Prostata besteht ein höheres Risiko (im Vergleich zur Laserablation), dass die Blasenöffnung vernarbt.

▶ Anfängliches Urintröpfeln ist weit verbreitet, verschwindet in der Regel aber wieder.

▶ Transurethrale Mikrowellen-Thermotherapie (TUMT)

Die TUMT ist eine mögliche Alternative zur Operation. Wenn Prostatazellen einer Temperatur von etwa 55 °C ausgesetzt sind, sterben sie ab. Die Quelle der hyperthermischen Strahlen ähnelt denen der Mikrowellengeräte, die für den Hausgebrauch eingesetzt werden. Die Mikrowellen-Thermotherapie-Geräte sind so konstruiert, dass die Temperatur genau kontrolliert werden kann. Eine Studie aus dem Jahr 1993 der „American Urological Association" hat die Ergebnisse von 150 Patienten, die mittels TUMT behandelt wurden, ausgewertet. Die Patienten wurden etwa 60 Minuten lang circa 45 °C warmen Wellen ausgesetzt. Das Resultat:

▶ keine Notwendigkeit für eine Anästhesie
▶ kein stationärer Krankenhausaufenthalt
▶ wenige bis gar keine Blutungen
▶ kaum Schmerzen
▶ keine retrograde Ejakulation
▶ keine signifikanten Veränderungen beim Geschlechtsverkehr

Die TUMT ist eine **gute Alternative** für diejenigen Männer, die sich **keiner Operation** unterziehen wollen. Allerdings kommt es zu Beginn der Behandlung zunächst zu einer vorübergehenden Verschlechterung der Beschwerden. Auch kann es eventuell erforderlich sein, nach der Behandlung den Harn über einen Katheter abzuleiten. Die Behandlung sollte nur von einem erfahrenen Urologen durchgeführt werden.

▶ Transurethrale Nadelablation der Prostata (TUNA)

Bei der transurethralen Nadelablation (TUNA) werden feine Nadelantennen, die in einem Winkel von 45 Grad zueinander stehen, über die Harnröhre im Gewebe platziert, die dann Radiofrequenzwellen von circa 490 kHz abgeben. Diese erhitzen das Gewebe in einem eng umschriebenen Gebiet auf bis zu 100 °C. Dadurch wird überschüssiges Gewebe zum Absterben gebracht und abgetragen (Ablation = Abtragung). Um die genaue Zahl und die Tiefe der Nadelstiche zu ermitteln, wird die Größe der Prostata vorher mit Hilfe von Ultraschall festgestellt.

Der Fortschritt der Behandlung kann durch eine transrektale Ultraschalluntersuchung überwacht werden. Die Nadeln können so positioniert werden, dass viele Bereiche der Prostata „genadelt" werden können. Die Behandlung kann ambulant und unter Zuhilfenahme einer Lokalanästhesie durchgeführt werden.
Der Patient kann nach Abschluss der Behandlung die Praxis oder Klinik schnell verlassen.

In den Anfangstagen nach dem Eingriff kann es jedoch zu einer Schwellung des Gewebes kommen, die dazu führen kann, dass man zunächst einen Harnröhrenkatheter tragen muss, bis das Wasserlassen wieder möglich ist. Es handelt sich bei diesem Eingriff um ein minimalinvasives Verfahren, das bei geringer bis mittlerer Prostatavergrößerung angebracht ist und im Einzelfall eine Alternative zur Ausschälung oder zu den Laserverfahren sein kann.

▶ Hoch intensiver fokussierter Ultraschall (HIFU)

Hoch intensiver fokussierter Ultraschall wird eingesetzt, um BPH, Prostatakrebs und einige andere Krebsarten zu behandeln. Dabei wird eine spezielle rektale Ultraschallsonde verwendet. Durch sie wird gutartiges Prostatagewebe auf minimalinvasive Weise abgetragen. HIFU wurde auch erfolgreich eingesetzt, um bereits lokalisierten Prostatakrebs und anderen Tumore zu behandeln.

Allerdings gibt es bis dato zu wenige Erkenntnisse über Nebenwirkungen, die erst Jahre nach Abschluss der Behandlung auftreten könnten. Daten über Langzeitheilungsraten liegen noch nicht vor. Erst dann lassen sich Aussagen über die Langzeitheilungsraten und die langfristigen Nebenwirkungen von HIFU treffen.

▶ Embolisation der Prostata

Eine neue Methode zur Behandlung der gutartig vergrößerten Prostata etabliert sich in Fachkreisen immer mehr. Wie genau der Eingriff funktioniert und warum dadurch Probleme beim Wasserlassen risikolos beseitigt werden, erläutere ich Ihnen im Folgenden.

> **Wussten Sie das schon?**
>
> Das Embolisationsverfahren ist keineswegs neu. Allerdings wurde es bis dato ausschließlich zur Behandlung von Unfruchtbarkeit bei Männern praktiziert. Dabei verschließen Mediziner die für die Unfruchtbarkeit ursächlichen Krampfadern im Hodenbereich mit Mikrospiralen.

Bei dem Eingriff – der sogenannten **Embolisation** – werden die die Prostata versorgenden Blutgefäße verschlossen. Dadurch wird das weitere Wachstum gestoppt bzw. der Umfang nach und nach reduziert. Der kurze ambulante Eingriff erfolgt lediglich unter lokaler Betäubung.

Ein Forscherteam der *University of Sao Paolo Medical School* (Brasilien) hat damit bei Patienten eine Verkleinerung der Prostata um bis zu 48 Prozent erzielt. Durch die verkleinerte Prostata ist der Druck auf die Harnröhre weg, und somit bestehen auch keine Probleme beim Wasserlassen mehr. Auch die Patienten der brasilianischen Forscher konnten Ihre Blase wieder normal entleeren und hatten keine Restharnbildung mehr.

Wann kommt die Methode für Sie in Frage?

Die neue Methode kommt immer dann für Sie in Frage, wenn der Druck der vergrößerten Prostata auf die Harnröhre **Beschwerden beim Wasserlassen** verursacht. Der Vorteil: Sie können die Nebenwirkungen eines operativen Eingriffs wie sexuelle Funktionsstörung, Harninkontinenz, Blutverlust und rückläufige Ejakulation umgehen.

Nicht geeignet ist die Methode hingegen bei einer chronischen Entzündung der Prostata oder einem chronischen Harnwegsinfekt.

▶ Prostata-Stents

Dieses Verfahren wurde aus der Kardiologie übernommen. Mittels eines Katheters wird ein Stent, also ein sich selbst entfaltendes Röhrchen aus Metallgeflecht, in die verengte Harnröhre eingeführt. Der Stent weitet die betroffene Stelle dauerhaft und verwächst mit ihr.

Leider bewährt sich dieses in der Theorie einleuchtende Verfahren in der Praxis weniger gut. Komplikationen ergeben sich beispielsweise dadurch, dass der Stent in der Harnröhre unkontrolliert „wandern" kann und sich an ihm Bakterien festsetzen, die zu chronischen Infektionen führen können. Prostata-Stents werden daher heute vorwiegend bei Hochrisiko-Patienten eingesetzt, die nicht operiert werden können.

Welche Klinik ist empfehlenswert?

Wenn der Urologe Ihrer Wahl nicht selbst über Belegbetten in einer Klinik verfügt, wird er Sie an ein entsprechendes Krankenhaus überweisen. In nahezu jedem deutschen Landkreis können Sie gleich unter mehreren Kliniken wählen, die Prostataoperationen durchführen. Wenn Sie nicht sicher sind, können Sie sich die Urologen und die entsprechenden Fachkliniken in Ihrer Nähe auf der Internetseite **www.urologenportal.de** heraussuchen.

Darüber hinaus führen auch Suchmaschinen zum Erfolg, wenn Sie beispielsweise die Suchwörter „Prostata Operation Klinik" eingeben.

Homöopathische Substanzen?
Auch kleine Mengen wirken kraftvoll!

Bei geringen bis mäßigen Beschwerden sind pflanzliche Substanzen das naheliegendste Mittel der Wahl. In der folgenden Aufzählung habe ich Ihnen die gängigsten homöopathischen Substanzen zusammengestellt, von denen in wissenschaftlichen Studien ein Wirksamkeitsnachweis erbracht wurde.

- **Ferrum picricum:** Pikrinsaures Eisen hilft bei Schmerzen und Brennen in der Harnröhre, bei Harnverhalten und häufigem Harndrang.
  Einnahme: D4 bis D12, dreimal täglich fünf Globuli bzw. fünf bis 20 Tropfen.

- **Chimaphila umbellata** (auch Wintergrün genannt).
  Einnahme: Urtinktur bis D12, dreimal täglich fünf Globuli bzw. fünf bis 20 Tropfen.

- **Thuja occidentalis:** Der Lebensbaum hilft bei Entzündungen der Harnröhre, unkontrolliertem Harndrang, schwachem Harnstrahl und Schmerzen beim Wasserlassen.
  Einnahme: D6 bis D12, dreimal täglich fünf Globuli bzw. fünf bis 20 Tropfen.

- **Staphisagria:** Wenn Kummer und Demütigungen die Beschwerden auslösen oder wenn sie nach dem Geschlechtsverkehr auftreten.

- **Dulcamara:** Wenn die Beschwerden aufgrund von Kälte oder Nasswerden entstehen.

- **Sarsaparilla:** Bei Blasenkrämpfen während des Wasserlassens und nur tropfenweiser Urinentleerung.

Von dem passenden der drei letztgenannten Mitteln machen Sie mit fünf Globuli der Potenz C6 in einem Glas abgekochtem Leitungswasser eine Wasserauflösung (Verklepperung). Trinken Sie davon jede Viertelstunde einen Schluck bis zur Besserung. Stoppen Sie die Einnahme, wenn Sie Erleichterung verspüren.

So ernähren Sie sich prostatagesund

Forschern ist aufgefallen, dass es in Asien und Südeuropa kaum Prostata-Erkrankungen gibt. Daraufhin nahmen die Wissenschaftler die Ernährung unter die Lupe und stellten fest, dass sich die Südeuropäer überwiegend ballaststoffreich ernähren. Sie essen, genauso wie die Asiaten, wenig tierisches Fett, dafür viel Fisch, Obst und Gemüse. Im asiatischen Raum werden zudem viel Soja und Sojaöl verzehrt. Daraus ziehen die Wissenschaftler den Schluss, dass viel Fleisch und viel Fett das Risiko erhöhen, an der Prostata zu erkranken, während eine Ernährung mit viel Obst und Gemüse sowie vielen pflanzlichen Wirkstoffen, den so genannten **Phytoöstrogenen,** das Risiko senkt.

Die Phytoöstrogene werden in zwei Gruppen unterteilt. Die **Isoflavonoide** sind in Obst, Soja, Tee und Wein enthalten, die **Lignane** kommen ebenfalls in Obst vor, darüber hinaus auch in Leinsamen, Getreide und Gemüse.

> ### Wussten Sie das schon?
> In Asien ist das Risiko für Prostatakrebs sehr gering – Grund dafür ist die relativ ausgewogene, gesunde Ernährung. Sobald die Auswanderer aber eine Generation lang in den USA leben, steigt auch das Prostataerkrankungs-Risiko auf das der amerikanischen Bevölkerung an. Wissenschaftler schließen daraus, dass die industriell verarbeitete Nahrung sich tatsächlich sehr negativ auf die Prostatagesundheit auswirkt.

Beide Gruppen sollten Sie ausreichend in Ihrer Nahrung berücksichtigen – und das ist gar nicht so schwer:

▶ Essen Sie zum Frühstück eine Portion **Müsli** oder einen Jogurt mit Leinsamen und Beerenobst.

▶ Trinken Sie statt des Kaffees Tee zum Frühstück; am besten greifen Sie zu **grünem oder Früchte-Tee.**

▶ Lassen Sie das Weißbrot links liegen, und greifen Sie stattdessen zu **Vollkornbrot**. Das bringt gleichzeitig auch Ihre Verdauung auf Trab und schmeckt viel kräftiger als das Weißmehlprodukt.

> ▶ **Mein Tipp:**
> Roggen enthält ebenfalls wirksame Phytoöstrogene.
> So gibt es im Nordosten Finnlands eine Region mit einer stark roggenbetonten Ernährungsweise. Dort tritt das Prostatakarzinom deutlich seltener auf als in anderen Landstrichen.

▶ Tauschen Sie Ihr Öl gegen **Sojaöl** oder ein anderes kaltgepresstes Pflanzenöl, wie zum Beispiel Olivenöl, aus.

▶ Machen Sie es wie die Asiaten, und setzen Sie auf Soja. Es hat sich gezeigt, dass Soja das DHT-Hormon wirksam blockiert, das bei der Prostatavergrößerung eine wichtige Rolle spielt. Dazu kommt: In Asien, wo regelmäßig Soja gegessen wird, ist das Risiko, bestimmte Karzinome (beispielsweise Prostata- und Brustkrebs) zu bekommen, niedriger. **Sojasprossen** schmecken lecker auf einem frischen Salat. Und auch Ihr gewohntes Öl können Sie problemlos gegen Sojaöl austauschen, das Sie in jedem Lebensmittelladen erhalten.

▶ Ihren Brotbelag können Sie ebenfalls prostatagesund ersetzen: Greifen Sie zu **Tofu**. Es ist eine Art schnittfester Quark, den Sie sehr vielseitig einsetzen können.

▶ Lust auf etwas Süßes? Greifen Sie zu **Obst**. Gerade jetzt im Sommer haben Sie die freie Auswahl unter den vielen süßen Früchtchen. Eine große Portion Erdbeeren oder ein sommerlicher Obstsalat mit Weintrauben, Pfirsichen und Pflaumen schmeckt nicht nur besser, sondern ist auch gesünder als der Schokoriegel zwischendurch.

▶ Greifen Sie zu **Karotten, Tomaten, Aprikosen, Zitronen, Knoblauch und Zwiebeln**. In ihnen stecken weitere Phytoöstrogene, die die gesamte Körperabwehr stärken.

Gekochte Tomaten (Suppe, Saft, Soße) weisen übrigens einen rund doppelt so hohen Lycopingehalt auf, da das Lycopin aus den Zellen der Tomate gelöst wird. Noch besser ist es, wenn Sie die Tomaten gekocht und mit etwas Fett vermischt zu sich nehmen, denn Lycopin ist fettlöslich.

> ▶ **Mein Tipp:**
> Der Tomatenfarbstoff **Lycopin** schützt Ihre Prostata. Lycopin ist einer der Pflanzenstoffe, die der Tomate nicht nur ihre leuchtende rote Farbe verleiht. Dieser Pflanzeninhaltsstoff kommt auch in Tomatenprodukten, Wassermelonen, roter Pampelmuse, roter Paprika und Papaya vor. Es ist ein hochwirksames Antioxidans, es beugt also entzündlichen Prozessen und möglicherweise auch Krebs vor. Wissenschaftler der Universität Leipzig gaben 80 Patienten, die an BPH litten, entweder ein Präparat mit 15 mg Lycopin täglich oder ein Placebo. Das Ergebnis nach sechs Monaten: Die Prostata derjenigen, die Lycopin erhalten hatten, war nicht mehr weiter gewachsen. In der Placebo-Gruppe war das Wachstum dagegen im gleichen Maße fortgeschritten.

▶ Da sich Phytoöstrogene auch in **Wein** befinden, dürfen Sie am Abend in gemütlicher Runde auch zu einem Schluck Rotwein greifen, wenn sonst keine gesundheitlichen Gründe dagegen sprechen.

▶ Rotes Fleisch sollten Sie selten essen. Denn der Konsum tierischer Fette ist der am häufigsten untersuchte Parameter, der als Auslöser von Prostata-Erkrankungen vermutet wird. Die meisten Studien zeigen einen deutlichen Zusammenhang zwischen dem Verzehr tierischer Fette und einem verstärkten Auftreten von Prostata-Erkrankungen. Bevorzugen Sie **mageres Hühnerfleisch**.

▶ Seien Sie **zurückhaltend bei Gepökeltem und Gegrilltem**. Auf gepökeltes Fleisch und Wurstwaren sollten Sie am besten ganz verzichten. Denn im Magen bilden sich nach dem Verzehr gefährliche Nitrosamine, die als krebsfördernd gelten. Auch beim unsachgemäßen Grillen, wenn nämlich das Fett in die Glut tropft, entstehen Karzinogene. Ein Grill mit einem seitlichen Glutbett kann hier für Abhilfe sorgen.

▶ Setzen Sie **Fisch** regelmäßig auf Ihren Speiseplan. Eine Studie zeigte, dass Männer, die keinen Fisch essen, ein zwei- bis dreimal so hohes Risiko haben, an Prostatakrebs zu erkranken, als diejenigen, die öfter oder regelmäßig Fisch essen. Die Wissenschaftler nehmen an, dass die gesunden Fettsäuren in den Fischen (Omega-3-Fettsäuren) für diese krebsschützende Wirkung zuständig sind. Insbesondere fette Fische wie Lachs, Aal und Hering enthalten die wertvollen Fettsäuren. Wenn Sie keinen Fisch mögen, helfen auch Fischöl-Kapseln (täglich ca. 1.000 mg).

▶ **Trinken Sie genügend!** Männer mit Prostatabeschwerden verringern häufig bewusst oder unbewusst ihre Flüssigkeitsaufnahme, da das Wasserlassen mit unangenehmen Empfindungen oder gar Schmerzen verbunden ist. Doch auch bei einer Prostataerkrankung ist es wichtig, täglich etwa 2,5 Liter Wasser mit Nahrung und Getränken zu sich zu nehmen. Hat der Arzt bei Ihnen zusätzlich eine Harnwegserkrankung diagnostiziert, müssen Sie Ihre Getränkeration sogar erhöhen, damit die Krankheitskeime regelmäßig ausgespült werden und dadurch die Heilung beschleunigt wird.

> **Mein Tipp:**
> Verschiedene Kräutertees eignen sich sehr gut, beispielsweise aus Brennnessel, Goldrute, Kamille, Pfefferminze oder spezielle Blasen- und Nierentees. Doch Vorsicht: Vermeiden Sie nach Möglichkeit solche Getränke, die harntreibend wirken, also Kaffee, Alkohol und schwarzen Tee.

Sorgen Sie für regelmäßigen Stuhlgang

Neben der vitamin- und ballaststoffreichen Ernährung sowie regelmäßiger Bewegung ist es wichtig, dass Sie Verstopfungen entgegenwirken. Denn starkes Drücken auf die Unterbauchorgane wirkt sich negativ auf Ihre Prostata aus.

Wie Sport Ihre Prostata gesund hält

Studien zeigen immer wieder, dass Männer, die Sport treiben oder regelmäßig körperlich aktiv sind, seltener mit Prostata-Vergrößerungen zu tun haben als inaktive. Hervorragend geeignet sind Gymnastik, Wandern, Schwimmen, Nordic Walking und Gerätetraining. Üben Sie drei- bis fünfmal die Woche jeweils 45 Minuten.

> **Mein Tipp:**
> Reiten und Radfahren sind wegen der Unterbauchbelastung weniger geeignet.

Wie Sie mit Beckenbodentraining Ihre Muskel- und Manneskraft langfristig erhalten

Beckenbodenschwäche und dadurch verursachte Inkontinenzprobleme bei Männern sind leider immer noch ein Tabuthema. Was bei Frauen automatisch nach der Geburt eines Kindes geschieht, findet bei Männern immer noch sehr selten statt: die ärztliche Aufklärung darüber, wie Sie Ihren Beckenboden gezielt stärken und trainieren können. Denn Fakt ist: Die ständige Angst, nicht rechtzeitig eine Toilette zu finden, kann einem jegliche Lebensfreude nehmen, sodass Sie gar nichts mehr unternehmen. Mit Beckenbodentraining bekommen Sie Ihre Blasenfunktion und Erektionsfähigkeit in den Griff – und das ist sogar wissenschaftlich erwiesen.

Eine gut funktionierende Beckenbodenmuskulatur erfüllt verschiedene Aufgaben. Zum einen stützt sie die Organe und unterstützt die Schließmuskulatur von Harnröhre und After. Aber die Muskulatur muss sich auch lockern können, um Stuhlgang und Wasserlassen zu ermöglichen. Außerdem muss sie einem hohen Druck aus dem Bauchraum standhalten, der entsteht, wenn Sie zum Beispiel schwer tragen oder kräftig niesen.

Der Beckenboden besteht aus drei Schichten:

▶ **1. Schicht:** Die innere Schicht ist aus glatten Muskeln und Bändern, die an der Lendenwirbelsäule hängen. Sie halten die Organe im Bauchraum an ihrem Platz. Diese Muskeln können Sie nicht willkürlich anspannen.

▶ **2. Schicht:** Sie besteht aus Muskelfasern, die Sie bewusst anspannen können. Sie sind im Beckenboden wie eine Hängematte verwoben. Die Muskelfasern ziehen von der Steißbeinspitze nach vorne und sind fächerförmig an den Beckenseiten befestigt.

▶ **3. Schicht:** Auch die äußere Schicht besteht aus Muskeln, die Sie bewusst anspannen können. Sie unterstützen die äußeren Schließmuskeln.

Da sich der Beckenboden in der Mitte des Körpers befindet, ist er an fast jeder Bewegung Ihres Körpers beteiligt. Entsprechend stark wirkt es sich aus, wenn er seine Funktion nicht mehr richtig erfüllen kann. Die gute Nachricht: Wie jeder andere Muskel im Körper können auch die Beckenbodenmuskeln durch gezieltes Training ihre alte Kraft zurückgewinnen.

So stärken Sie Ihre Beckenbodenmuskulatur frühzeitig

Leider lassen diese Muskeln aufgrund von Bindegewebsschwäche, Haltungsschäden oder Prostata-Operationen nach: Die Folgen sind Inkontinenz und in manchen Fällen auch Potenzprobleme. Daher ist gerade vor und nach einer Prostata-Operation ein Beckenbodentraining sehr wichtig.

Während der Prostata-Operation wird ein Teil des inneren Blasenschließmuskels, der zum Beckenboden gehört, durchtrennt. Seine Aufgabe kann der äußere Blasenschließmuskel übernehmen –

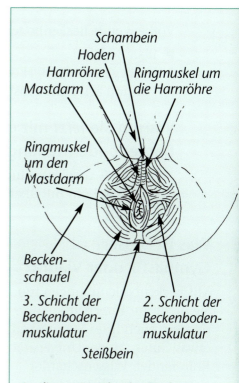

Urheber: Ute Pawellek

In dieser Ansicht der Beckenbodenmuskulatur von unten sind nur die 2. und die 3. Schicht der Beckenbodenmuskulatur zu erkennen. Der Beckenboden stützt Ihre Organe und unterstützt die Schließmuskeln von Harnröhre und After.

wenn Sie Ihn ausreichend trainieren. Fangen Sie mit entsprechenden Übungen am besten schon **vor der Operation** an. Dann erlernen Sie die Übungen leichter und können Sie nach der Operation sofort anwenden.

Vorbeugende Beckenboden-Gymnastik ist wichtig für Männer
- über 40 Jahre,
- bei beginnender BPH (gutartige Wucherung der Prostata),
- vor und ach einer Prostata-Operation.

Warum Sie *jetzt* mit gezieltem Beckenbodentraining beginnen sollten

Eine groß angelegte Studienanalyse der Deutschen Sporthochschule Köln mit über 2.500 Prostatakrebspatienten belegt eindeutig: Schließmuskeltraining gibt Männern ihren „Halt" zurück. Aber nur wenn Sie schon jetzt „gut im Training" sind:

Die beiden Wissenschaftler Dr. Freerk Baumann und Eva Zopf *(Institut für Kreislaufforschung und Sportmedizin)* haben sich die Daten von 2.500 Prostatakrebspatienten angesehen. Ihr Ziel war es herauszufinden, wie sich gezieltes Schließmuskel – und Beckenbodentraining auf die Dauer einer Inkontinenz als Folge einer Prostatakrebs-OP auswirkt.

Was ist besser? Gymnastik oder Viagra?

Mit Beckenbodenübungen tun Sie nicht nur Ihrer Muskulatur, sondern auch Ihrer Manneskraft etwas Gutes. An der Universität Köln fanden Wissenschaftler heraus, dass 80 % der Männer, die ein Gymnastiktraining für den Beckenboden absolvierten, ihre Erektionsfähigkeit verbesserten. Mit Viagra schafften das nur 74 %. Ein weiterer Vorteil des Trainings: Sie entgehen den ganzen Nebenwirkungen, die Medikamente haben.

Was lange Zeit nur gemutmaßt wurde, ist jetzt belegt

Die Analyse der vorliegenden Daten aus 25 Studien brachte ein eindeutiges Ergebnis: Männer, die sofort nach der OP mit dem Training des Beckenbodens begannen, profitierten gegenüber solchen ohne Training in unterschiedlichen Bereichen:

- ▶ schnellere Überwindung der OP-bedingten Inkontinenz,
- ▶ Verbesserung der Lebensqualität und des allgemeinen Wohlbefindens,
- ▶ positive Beeinflussung von Nebenwirkungen der Tumortherapie, wie etwa das Erschöpfungssyndrom.

Wie Sie schon jetzt am besten profitieren

Männer, die bereits im Vorfeld trainieren, haben die besten Aussichten, dass sich ihr Training auf die Parameter Inkontinenz, Muskelkraft und Lebensqualität positiv auswirkt.

> ▶ **Mein Trainingstipp:**
> Bauen Sie Becken- und Schließmuskeltraining gezielt in Ihren Tagesablauf ein – unabhängig davon, ob Sie ein Prostatakarzinom haben oder nicht. Das Training fördert nebenbei auch Ihre Erektionsfähigkeit. Die wirkungsvollsten und schnellsten Übungen finden Sie im Folgenden.

Je schneller Sie nach der OP beginnen, desto besser

Nach der OP heißt es: so bald wie möglich weitertrainieren. Am besten starten Sie 48 Stunden nach der Entfernung des Katheters. Durch den unmittelbaren Trainingsbeginn werden Sie schneller wieder kontinent und bleiben es dann auch.

Was trägt zum Trainingserfolg bei?

Ein wenig Geduld und Disziplin gehört – leider – auch zu diesem Programm. Wenn Sie folgende Punkte beherzigen, erreichen Sie eine schnelle – und dauerhafte – Heilung:

▶ Trainieren Sie nach dem Eingriff regelmäßig über einen Zeitraum von sechs Monaten.

▶ Die besten Erfolge erzielen Sie in Zusammenarbeit mit einem geschulten Therapeuten.

▶ **Mein Fazit**: Die Ergebnisse der Analyse decken sich mit Erfahrungen, die ich aus dem Bekanntenkreis mitbekommen habe: Diejenigen Männer waren am schnellsten wieder „trocken", die direkt im Anschluss an die OP eine Reha-Maßnahme besucht haben, welche den Fokus auf bewegungstherapeutische Einheiten richtete. Im Anschluss daran haben die Männer alle sehr konsequent weiterhin einen Therapeuten besucht – mit Erfolg.

So testen Sie die Kraft Ihrer Beckenbodenmuskulatur

Sie können die Funktionsweise Ihres Beckenbodens mit einem einfachen **Test** kontrollieren. Dieser Test gliedert sich in drei Teilbereiche: Kraft, Ausdauer und Wiederholung. Alles, was Sie dazu brauchen, sind eine Stoppuhr, einen Bleistift und ein Blatt Papier.

Die Beckenbodenmuskulatur endet am Schambein. Um ihre Stärke zu bestimmen, umfassen Sie sanft die Wurzel Ihres Penis. An dieser Stelle können Sie Ihre Beckenbodenmuskeln am besten spüren. Spannen Sie die Muskeln Ihres Beckenbodens so stark an, wie Sie können. Stellen Sie sich dazu am besten vor, dass Sie beim Wasserlassen den Strahl unterbrechen würden. Stoppen Sie die Zeit. Sobald Ihre Kraft nachlässt, drücken Sie die Stoppuhr und lesen die Zeit ab. Machen Sie 10 bis 15 Sekunden Pause, und wiederholen Sie die Übung. Sobald die Intensität und/oder die Dauer nachlassen, ist der Test beendet.

Die Ausdauer beurteilen Sie danach, wie lange Sie die Spannung halten können. Dazu brauchen Sie die Stoppuhr. Die Wiederholung beurteilen Sie danach, wie oft Sie die Anspannung in der gleichen Intensität und Dauer wie beim ersten Durchgang wiederholen können. Nun bilden Sie Ihren Durchschnittswert. Zählen Sie Kraft, Ausdauer und Wiederholung zusammen.

Die Kraft Ihrer Beckenbodenmuskulatur beurteilen Sie folgendermaßen:

- keine Reaktion der Muskeln = 0 Punkte
- minimal wahrnehmbare Reaktion = 1 Punkt
- schwaches Anspannen der Muskulatur = 2 Punkte
- gutes Anspannen der Muskulatur = 4 Punkte
- starkes und kräftiges Anspannen = 5 Punkte

Rechenbeispiel

Angenommen, Sie haben ein schwaches Anspannen der Muskulatur wahrgenommen (2), konnten es vier Sekunden halten und diesen Vorgang dreimal wiederholen.

Das ergibt einen Wert von 9 (2 + 4 + 3 = 9). Diese 9 teilen Sie nun durch 3, um den Durchschnittswert zu erhalten. Das Ergebnis ist 3. Ihre Beckenbodenmuskulatur ist in diesem Fall durchschnittlich stark.

Ergebnis
Bei einem Wert von
- 0 bis 1 sind Ihre Muskeln kaum ausgebildet,
- 1 bis 2 ist Ihre Muskulatur schwach,
- 2 bis 3 ist Ihre Muskulatur durchschnittlich stark,
- über 3 ist Ihre Muskulatur sehr gut ausgebildet.

Anhand Ihrer im Test erzielten Ergebnisse können Sie nun erkennen, wie stark Ihre Beckenbodenmuskulatur trainiert ist. Wiederholen Sie den Test wöchentlich. So können Sie kontrollieren, ob das Beckenbodentraining bei Ihnen anschlägt.

Führen Sie den Test immer in derselben Haltung durch, die Kraft Ihrer Muskeln ist nämlich stark von der Körperstellung abhängig. Um die Kraft Ihrer Beckenbodenmuskulatur zu stärken und zu bewahren, rate ich Ihnen, regelmäßig zu trainieren.

Mit diesem Übungsprogramm steigern Sie Ihre Muskelkraft

Die Beckenbodengymnastik ist leicht zu Hause auszuüben. Sie brauchen dazu nur eine Matte – und ein wenig Durchhaltevermögen. Wichtig ist, dass Sie vom Sinn der Übungen wirklich überzeugt sein müssen und an den Erfolg glauben.

Befolgen Sie grundsätzlich diese Regeln:

1. Wärmen Sie sich zu Beginn auf – laufen Sie zwei bis drei Minuten auf der Stelle.
2. Entwickeln Sie zunächst ein Gefühl für die Muskelgruppen im Beckenbereich. Spannen Sie dazu Ihre Gesäßbacken an, und stellen Sie sich vor, Sie müssten ein Geldstück zwischen ihnen festhalten. Stellen Sie sich dann vor, ein Tuch bedecke Ihren Penis, das Sie zum Bauch hin anheben wollen.

Erste Erfolge stellen sich nach drei Monaten ein, wenn Sie täglich acht bis zwölf Minuten trainieren.

Vorbereitung: Finden Sie Ihren Beckenboden!

Es mag vielleicht komisch klingen, aber viele Männer können die Beckenbodenmuskeln durch gezieltes Anspannen nur sehr schlecht „ansprechen". Für einen optimalen Trainingserfolg ist es allerdings wichtig, dass Sie die Muskeln genau lokalisieren können. Denn nur dann sind Sie in der Lage, die Übungen korrekt durchzuführen.

▶ **Übung 1:** Setzen Sie sich mit gekreuzten Beinen auf die Erde. Richten Sie sich mit geradem Rücken auf. Spüren Sie ganz bewusst die beiden Sitzknochen. Legen Sie nun die Hände flach auf den Unterbauch.

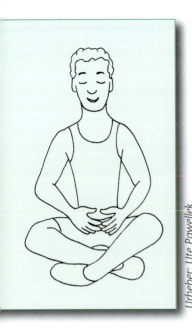

Urheber: Ute Pawellek

Jetzt sprechen Sie folgende Muskelgruppen an: Schieben Sie die Sitzknochen zusammen, ohne sich dabei zu bewegen. Spannen Sie die Muskeln an, als ob Sie dringend zur Toilette müssen. Ziehen Sie gleichzeitig den Bauchnabel nach oben und nach innen.

In dieser Position halten Sie ca. 20 Sekunden die Spannung. Dann lösen Sie die Spannung und lockern Ihre Sitzhaltung.

Wiederholen Sie diese Übung etwa zehnmal bzw. bis Sie ganz bewusst den Unterschied zwischen der An- und Entspannung im Beckenboden spüren können.

▶ **Übung 2:** Alternativ können Sie sich auch mit dieser Übung bewusst machen, um welche Muskelgruppen es bei den Übungen auf den folgenden Seiten geht.

Ahmen Sie ganz bewusst den Vorgang nach, wenn Sie dem Harndrang nicht nachgeben, sprich: wenn Sie „einhalten".
- ▶ Ziehen Sie Ihren Damm in das Becken hinein, also zur Körpermitte hoch.
- ▶ Ziehen Sie parallel die Schließmuskeln der Harnröhre zusammen.
- ▶ Halten Sie diese Muskelspannung 20 Sekunden, und lassen Sie dann alles wieder locker.
- ▶ Wiederholen Sie die Übung sooft, bis Sie eine Spannung am Damm oder an der Peniswurzel verspüren. Dann sind Sie auf dem richtigen Weg!

Ihr Hauptprogramm:
7 Übungen für einen starken Beckenboden

Ich stellen Ihnen im Folgenden unterschiedliche Übungen vor, die Sie individuell kombinieren können. Wählen Sie immer sieben Übungen aus. An jedem Trainingstag können Sie andere Übungen variieren. Am sinnvollsten ist es, wenn Sie dreimal pro Woche trainieren. Das komplette Programm dauert ungefähr 20 Minuten.

▶ **Beachten Sie:** Entspannen Sie sich immer während des Einatmens und spannen Sie die Muskeln an, während Sie ausatmen. Das ist am Anfang schwierig, klappt aber nach einer gewissen Eingewöhnungszeit ganz automatisch. Üben Sie langsam, und legen Sie Entspannungspausen ein, so oft Sie sie brauchen. Am Abschluss führen Sie bitte immer den „Beckenboden-Relaxer" durch.

Diese Übungen können Sie im Stehen ausüben

▶ **Die Beckenschaukel.** Stellen Sie sich gerade hin, die Beine stehen dabei fast auf Schulterbreite auseinander. Leicht die Knie beugen, Gesäß nach hinten beugen, Gesäßmuskeln anspannen und das Becken nach vorn schieben. Spannung lockern und das Becken nach hinten schieben. 15-mal wiederholen.

▶ **Beckenfahrstuhl.** Stehen Sie aufrecht, die Beine hüftbreit auseinander. Schieben Sie Ihr Becken nach vorn, und spannen Sie Becken- und Gesäßmuskeln an. Stellen Sie sich vor, Sie ziehen Ihren Penis nach oben in den Bauch. Halten Sie diese Position fünf Sekunden, dann entspannen Sie. Machen Sie zehn Wiederholungen.

▶ **Die Brücke.** Gehen Sie in den Brückenstand, legen Sie die Fußrücken flach auf den Boden, Ihre Ellenbogen sind leicht gebeugt,

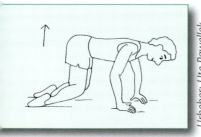

die Knie etwas vom Boden angehoben. Wippen Sie nun mit Ihrem Hinterteil mehrmals auf und ab, ohne mit den Knien den Boden zu berühren. Machen Sie diese Übung fünf Sekunden lang, dann zehn Sekunden Pause, drei- bis fünfmal wiederholen.

Diese Übungen können Sie im Liegen ausüben

▶ **Das Beckenheben.** Legen Sie sich auf den Rücken, die Beine sind hüftbreit auseinander. Setzen Sie beide Fersen auf. Heben Sie das Becken an, und strecken Sie ein Bein schräg nach oben. Becken anspannen und Bein langsam wieder absenken. Je 15-mal mit jeder Seite wiederholen.

▶ **Das Beinheben.** Legen Sie sich in Seitenlage: Das rechte Bein liegt, im Knie gebeugt, über dem linken. Stützen Sie sich mit der rechten Hand ab. Heben Sie nun das untere, gestreckte Bein an, und senken Sie es langsam wieder. Wiederholen Sie die Übung 15-mal mit jeder Seite.

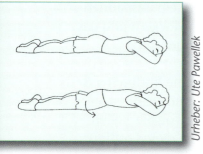

▶ **Flache Bauchlage.** Legen Sie sich auf einen festen Untergrund. Atmen Sie ruhig ein und aus. Nun drücken Sie beim Ausatmen die Schambeinunterkante auf den Boden und spannen die Beckenbodenmuskulatur an. Beim Einatmen lassen Sie wieder locker. Wiederholen Sie diese Übung drei- bis fünfmal.

▶ **Das Einrollen.** Legen Sie sich auf den Rücken, stellen Sie Ihren rechten Fuß auf das Knie des linken Beins. Legen Sie Ihre Hände an den Hinterkopf, die Ellenbogen zeigen nach außen. Heben Sie den Oberkörper an. Führen Sie ihn und den linken Ellenbogen in

Richtung rechtes Knie. Beginnen Sie dabei vom Kopf aus, der untere Oberkörper bleibt am Boden. 15-mal mit jeder Seite wiederholen.

▶ **Die Beinschere.** Legen Sie sich auf den Bauch, die Hände sind unter der Stirn, die Zehen zeigen nach hinten. Spannen Sie Gesäß- und Beckenmuskeln an, heben Sie die Beine und führen Sie langsam ein Bein über das andere. Vorsicht: Sie dürfen nicht ins Hohlkreuz gehen. Wiederholen Sie die Übung 15-mal.

▶ **Beckenpush.** Legen Sie sich auf den Rücken, die Arme liegen neben dem Körper. Legen Sie die Fußsohlen aneinander und ziehen Sie die Beine in Richtung Ihres Schritts. Lassen Sie die Knie zur Seite kippen. Spannen Sie Bauch, Po sowie Beckenboden an und heben Sie das Becken an. Halten Sie die Spannung fünf Sekunden, senken Sie dann das Becken wieder ab. Insgesamt 10-mal wiederholen.

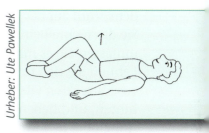

Diese Übungen können Sie im Sitzen ausüben

▶ **Wellenbewegung.** Füllen Sie einen kleinen Zierkissenbezug mit zwei Händen voll Reis. Lassen Sie den Reis in eine Ecke rutschen, und setzen Sie sich auf einen Stuhl so auf das Kissen, dass die gefüllte Ecke unter dem Steißbein liegt. Das kleine Kissen dient nur dazu, Ihrer Fantasie weiterzuhelfen: Bewegen Sie den Darmschließmuskel „wellenartig", und stellen Sie sich vor, Sie versuchen, einzelne Reiskörner mit dem Schließmuskel anzuziehen und zu „verschlucken".

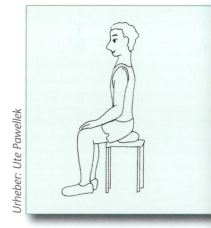

▶ **Der Reitersitz.** Setzen Sie sich im Reitersitz auf einen Stuhl mit einer festen Rolle zwischen den Beinen (z. B. zusammengewickeltes Handtuch oder festes, schmales Kissen). Spannen Sie nun die gesamte Beckenbodenmuskulatur um die Rolle kräftig an, solange Sie können. Halten Sie dabei keinesfalls die Luft an, sondern atmen Sie ruhig und gleichmäßig weiter. Wiederholen Sie die Übung 15-mal.

▶ **Balanceakt.** Setzen Sie sich aufrecht auf einen Stuhl. Die Füße stehen in Hüftbreite vor dem Stuhl auf der Erde. Heben Sie das rechte Bein an, und umfassen Sie es mit den Händen. Lehnen Sie sich mit geradem, ausgestrecktem Oberkörper nach hinten, und heben Sie dann die Arme über den Kopf. Das Knie bleibt oben. Halten Sie diese 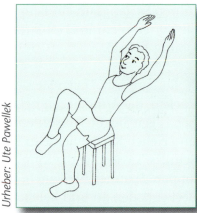 Position fünf Sekunden lang, dann stellen Sie das Bein ab und nehmen wieder die Ausgangsposition ein. Üben Sie fünfmal pro Seite.

▶ **Abschlussübung: Beckenboden-Relaxer.**

Entspannen Sie Ihren Beckenboden mit dieser Abschlussübung! Legen Sie sich hin, und schieben Sie ein kleines Kissen unter Ihren Rücken. Lassen Sie die Füße locker zu den Seiten baumeln, und strecken Sie die Arme über dem Kopf aus. Dehnen Sie Bauch und Beckenboden, und ziehen Sie sich lang. Nach ein paar Sekunden können Sie die Spannung wieder lösen.

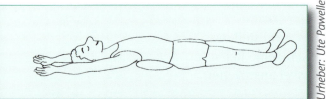

Wie Sie Ihre Beckenbodenmuskeln ganz nebenbei trainieren

Diese Übungen lassen sich ideal in Ihren Tagesablauf einbauen. Sie können – und sollten – sie neben Ihrem „richtigen" Trainingsprogramm absolvieren: immer, wenn sich gerade die Gelegenheit dazu ergibt. So werden Sie nach und nach ganz natürlich in Ihren Tagesablauf integriert.

▶ **Der große Vorteil:** Sie können diese Übungen machen, während Sie mit anderen Dingen wie Fernsehen oder Kochen beschäftigt sind. Wie die meisten Übungen, sollte auch das Training der Beckenbodenmuskulatur regelmäßig durchgeführt werden.

1. Halten Sie die Luft an!

Stellen Sie sich bitte vor, Sie spüren Blähungen und wollen verhindern, dass diese sich lösen. Sie ziehen dazu die Muskeln zusammen und zählen bis drei. Entspannen Sie die Muskeln wieder, während Sie erneut bis drei zählen und wiederholen Sie das Ganze. Versuchen Sie, diese Übung dreimal täglich fünf Minuten lang zu praktizieren.

Wenn Sie ein „ziehendes" Gefühl dabei verspüren, haben Sie die richtigen Muskeln, Ihre Beckenbodenmuskeln, angespannt. Es kann bei der Übung auch das Empfinden entstehen, dass Ihr Penis leicht in den Körper gezogen wird. Betätigen Sie bei der Übung nicht Ihre Bauch-, Bein- oder Gesäßmuskeln.

Ziehen Sie diesen Muskel 20-mal zusammen und entspannen Sie ihn wieder. Machen Sie das zweimal am Tag. Schaffen Sie das ohne größere Anstrengung, steigern Sie die Anzahl auf bis zu 50 Wiederholungen. Halten Sie zusätzlich die Anspannung für einige Sekunden, und entspannen Sie dann wieder. Nach etwa zwei Monaten sollten Sie die Übung ohne jegliche Anstrengung absolvieren.

2. Unterbrechen Sie den Harndrang

Unterbrechen Sie beim Wasserlassen das Wasserlassen: Atmen Sie dazu tief ein. Beim anschließenden Ausatmen pressen Sie die Muskeln zehn Sekunden lang so zusammen, als ob Sie den Harnstrahl unterbrechen wollen. Nach einigen Tagen und Versuchen wird es Ihnen gelingen, gezielt die Beckenbodenmuskeln anzuspannen und den Urinstrahl zu unterbrechen.

Eine Untersuchung hat gezeigt, dass diese Übung für Männer mit Prostata- und dadurch bedingten Inkontinenz-Problemen förderlich ist: Von 25 Männern hatten sich bei 24 die Probleme wegtrainiert. Und das nach nur einem Monat, so die *Ärzte Zeitung*.

3. So geht die Beinpresse

Wenn Sie morgens noch im Bett liegen oder bevor Sie nach einem Mittagsschlaf aufstehen, machen Sie folgende Übung: Sie legen sich auf den Rücken. Haben Sie die Beine an, und legen Sie die Fußsohlen aneinander. So ziehen Sie die Füße etwa 30 Zentimeter in Richtung Schritt. Anschließend lassen Sie die Knie seitlich auseinanderfallen. Führen Sie die Knie wieder zusammen, bauen Sie zehn Sekunden Spannung auf, und schieben Sie die Beine wieder vom Körper weg. Fünf Wiederholungen.

Alternativ: Heben Sie mit auseinandergekippten Knien das Becken leicht an, und halten Sie das Becken fünf Sekunden oben.

4. Machen Sie es wie Charly Chaplin

Winkeln Sie im Stehen die Füße nach außen ab. Pressen Sie die Fersen eng gegeneinander. Die Becken-, die Oberschenkel- und die Gesäßmuskulatur spannt sich durch diese Haltung automatisch an. Fünf Sekunden halten.

Wie Sie Ihre Beckenbodenmuskeln ganz nebenbei trainieren

5. Kenn Sie den Stuhlkantenhocker?

Setzen Sie sich auf die Vorderkante eines Stuhls, und umfassen Sie mit den Händen von außen Ihre Knie. Pressen Sie den Beckenboden zusammen und schieben Sie ihn weiter nach vorn Richtung Stuhlkante. Sie sitzen auf Ihren Gesäßknochen.
zehn Sekunden halten. Für die Übung ist es nicht unbedingt notwendig, dass die Hände die Knie umfassen. Achten Sie vor allem darauf, dass Sie aufrecht sitzen.

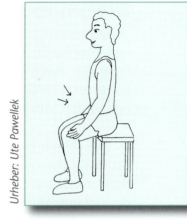

Urheber: Ute Pawellek

6. „Erziehen" Sie Ihre Blase mit Kontinenzübungen

Beginnen Sie, die Blasenentleerung bei Harndrang jedes Mal ein wenig hinauszuzögern. Warten Sie zunächst fünf Minuten, und steigern Sie nach einigen Tagen die Wartezeit um weitere fünf Minuten. Zögern Sie auf diese Weise die Blasenentleerung immer weiter hinaus. Sie müssen sich keine Sorgen machen, dass Ihre Blase dabei Schaden nehmen könnte. Im Gegenteil: Durch dieses Training lernt sie wieder, sich an einen normalen Füllungszustand zu gewöhnen.

> ▶ **Mein Tipp zur schnellen Linderung des Harndrangs:**
> Beugen Sie Ihren Oberkörper nach vorne und unten. Dadurch ändern sich die Druckverhältnisse im Unterbauch, und der Harndrang lässt nach.

So ergänzen Sie das Beckenbodentraining

Das Beckenbodentraining dient der Kräftigung der Beckenbodenmuskulatur und des Blasenschließmuskels. Sie können die Übungen durch passive Therapiemaßnahmen beispielsweise in Form einer Elektrostimulationsbehandlung, von Biofeedback oder durch Vibrationstraining unterstützen:

▶ **Wie Sie mit Elektrostimulation Ihren Beckenboden stärken.** Bei dieser Therapieform wird mit milden Stromimpulsen die Beckenbodenmuskulatur zu Kontraktionen angeregt, die im Laufe der Zeit eine Stärkung der Muskeln zur Folge haben. Die Übungen werden zweimal täglich 20 Minuten über einen Zeitraum von mehreren Monaten – zuerst unter ärztlicher Anleitung und dann selbstständig zu Hause – durchgeführt. Auch die Schließreflexe werden dadurch wieder trainiert, sodass der Harnabgang bei Stressinkontinenz wesentlich besser willentlich beeinflusst werden kann. Die Methode eignet sich aber auch zur Behandlung bei Dranginkontinenz. Sie stärkt nämlich nicht nur den Schließmechanismus der Blase, sondern durch die leichten Stromimpulse wird gleichzeitig die hyperaktive Muskulatur in der Blasenwand beruhigt.

▶ **Biofeedback-Verfahren.** Das Beckenbodentraining kann durch das sogenannte Biofeedback-Verfahren unterstützt werden. Dazu werden Drucksensoren in den After eingeführt, die den Grad der Muskelanspannung messen und auf einer Skala anzeigen. Sie können daran den Erfolg der Übungen direkt ablesen und das Training gezielt steuern.

▶ **So stärkt Vibrationstraining den Beckenboden noch intensiver.** An der Universität Göttingen haben Mediziner das Beckenbodentraining durch ein sogenanntes Vibrationstraining ergänzt. Dabei stehen die Patienten auf einer Art Wippe, die von einem Motor angetrieben wird. Sie hebt und senkt sich sehr schnell, jedoch lediglich um einige Millimeter. Die Patienten spüren das

Wie Sie Ihre Beckenbodenmuskeln ganz nebenbei trainieren

als eine leichte Vibration. Die Muskulatur reagiert dabei unwillkürlich und versucht, diese Bewegung auszugleichen. Pro Minute kommt es dabei im Bereich des Beckenbodens zu fast 1.800 Muskelkontraktionen.

Regelmäßig praktiziert, ist das ein perfektes Training für Ihre Beckenbodenmuskeln. In Göttingen wurden im Jahr 2003 im Rahmen einer Studie 90 Frauen, die an Stressinkontinenz litten, mit der Kombination aus Vibrations- und Beckenbodentraining behandelt (zwölf Wochen lang; jeweils zweimal wöchentlich). Zunächst standen sie acht Minuten auf der Vibrationsplatte, anschließend wurde 30 Minuten lang ein herkömmliches Beckenbodentraining durchgeführt. Vier von fünf Patienten (80 %) konnten so vollkommen geheilt werden. Beim herkömmlichen Training liegt diese Rate lediglich bei 40 %.

In diesen Fällen dürfen Sie das Vibrationstraining nicht anwenden:
- ▶ frische Thrombosen,
- ▶ Sehnenerkrankungen,
- ▶ Herzschwäche, koronare Herzkrankheit sowie Angina Pectoris.

Mittlerweile verfügen viele Krankengymnasten oder Fitnessstudios über die entsprechenden Geräte. Die Behandlung wird nicht von den Krankenkassen übernommen und kostet pro Trainingseinheit zwischen 10 und 20 €. Alternativ können Sie auch ein Gerät für die Anwendung zu Hause kaufen (Kosten ab 2.000 € preisgünstiger sind gebrauchte Geräte).

Kennen Sie den Unterschied zwischen einer BPH und Prostatakrebs?

Eine BPH ist ein übermäßiges Wachstum von gesunden Prostatazellen. Bei Prostatakrebs ist ein Tumor, der aus bösartigen Zellen besteht, der Auslöser der Erkrankung. Im Anfangsstadium ist der Tumor noch klein – er kann allerdings im Verlauf der Krankheit so stark anwachsen, dass er die gesamte Größe der Prostata einnimmt.

Ein weiterer Unterschied ist, dass bei einer BPH die Prostata ziemlich weich ist. Ein Krebstumor besteht aus sehr dicht angeordneten Zellen. Das Tumorgewebe fühlt sich hart an. Dieser Unterschied ist entscheidend für den untersuchenden Arzt. Denn:

Der hintere Teil der Prostata – der periphere Bereich –, der in der Nähe des Mastdarms liegt, kann leicht von einem Arzt untersucht werden. Durch eine rektale Untersuchung mittels eines behandschuhten Fingers kann der Arzt den Unterschied zwischen dem weichen Gewebe einer BPH und dem harten klumpigen Krebsgewebe gut ertasten. Ein erfahrener Arzt kann eine Fülle von Informationen aus einer rektalen Untersuchung gewinnen. Zum Beispiel kann er die Größe der Prostata abschätzen und Anomalitäten ertasten. Im Normalfall sollte sich die Prostata glatt und geschmeidig anfühlen, ähnlich wie die Nasenspitze. Ein Krebsgeschwür fühlt sich dagegen eher wie ein Handknöchel an.

Allerdings können nicht alle Krebsarten ertastet werden. Etwa 30 % der Prostatatumoren sind bei einer rektalen Untersuchung nicht spürbar. Krebserkrankungen können auch mehrere Tumorherde haben (multifokal) oder aus mehreren kleinen Kolonien bestehen, die nicht groß genug sind, um tastbar zu sein.

Kennen Sie den Unterschied zwischen einer BPH und Prostatakrebs?

Prostatakrebs befällt angrenzendes Gewebe und Organe und kann auch in anderen Regionen im Körper Metastasen bilden. Eine BPH ist hingegen immer auf die Prostata begrenzt.

Männer haben außerdem zwei Cowpersche Drüsen (auch Bulbourethraldrüse, Glandula bulbourethralis, „Harnröhrenzwiebeldrüse"), die sich in der Nähe der Prostata befinden. Obwohl die Cowperschen Drüsen den identischen Art Zelltyp aufweisen, der in der Prostata vorherrscht, sind sie interessanterweise nie von BPH betroffen. Laut Dr. Donald Coffey von der renommierten *Johns Hopkins University in Baltimore/USA* ist auch kein Fall von Prostatakrebs bekannt, der sich auf die Cowperschen Drüsen ausgeweitet hat.

Prostatakrebs – die häufigste Tumorerkrankung bei Männern!

Pablo Picasso hatte ihn, François Mitterand und Roger Moore ebenso – jeder Mann kann Prostatakrebs bekommen. Prostatakrebs ist mittlerweile die häufigste Tumorerkrankung bei Männern. Laut Angaben des Robert-Koch-Instituts in Berlin erkranken daran in Deutschland **jährlich etwa 60.000 Menschen** – etwa jeder zehnte Patient stirbt an den Folgen.

Damit ist Prostatakrebs nach Lungenkrebs der zweithäufigste Grund für einen Krebstod bei Männern. Das Ungewöhnliche beim Prostatakrebs ist, dass die Mehrzahl der Tumoren – insbesondere bei älteren Männern – klein bleibt, nur langsam, wenn überhaupt, wächst und keine Symptome verursacht.

Dadurch kommt es zu der ungewöhnlichen Konstellation, dass weit mehr Männer mit als durch Prostatakrebs sterben.

Schätzungsweise 15 bis 30 % der über 50-jährigen und 60 bis 70 % der über 80-jährigen amerikanischen Männer haben kleine, harmlose Krebserkrankungen der Prostata. Mit dem Alter erhöht sich das Risiko – etwa 98 % der Falle mit Prostatakrebs werden bei Männern über 55 Jahren entdeckt. Gleiches gilt bei einer familiären Belastung. Wenn ein Bruder oder der Vater Prostatakrebs hat, verdoppelt sich die Wahrscheinlichkeit.

Deshalb wächst Prostatakrebs oft unbemerkt

Anders als bei der gutartigen (benignen) Prostata-Vergrößerung handelt es sich beim (malignen) Prostata-Karzinom um eine bösartige Geschwulst. Das Tückische: Ein Prostatatumor kann am Anfang seines Wachstums nichts einengen oder abklemmen. Denn zwei von drei der meist sehr langsam wachsenden Karzinome bilden sich in der Randzone der Prostata, das heißt,

Prostatakrebs – die häufigste Tumorerkrankung bei Männern!

die Wucherungen drücken nicht auf Harnröhre und verursachen daher auch keinerlei Beschwerden. Deshalb werden Sie zu Beginn Ihrer Erkrankung nichts bemerken.

Erst wenn der Tumor weiterwächst, beginnen auch die Beschwerden. Dann hat sich die Prostata so weit vergrößert, dass sie auf die Harnröhre drückt. Es kommt zu

- Problemen bei der Blasenentleerung (z. B. Unterbrechung des Harnstrahls, Nachtropfen),
- nächtlichem Harndrang,
- Schmerzen beim Wasserlassen,
- Blut im Urin sowie
- plötzlicher Impotenz.

Wenn Sie so lange warten, bis Sie solche Symptome bemerken, sinken die Heilungschancen deutlich. Denn desto mehr Gewebe kann der Krebs zerstören und desto höher ist die Wahrscheinlichkeit, dass er „streut", das heißt Tochtergeschwulste in anderen Körperregionen (speziell Knochen) bildet.

- **Deshalb mein Rat:** Gehen Sie als Mann ab dem 45. Lebensjahr – bei familiärer Vorbelastung schon ab dem 40. Lebensjahr – jährlich zur **Früherkennungsuntersuchung.** Denn die meisten Prostata-Karzinome können – da symptomlos – nur auf diese Weise entdeckt werden. Was vielen nicht bewusst ist: Rechtzeitig erkannt, ist Prostatakrebs zu 90 % heilbar.

Was begünstigt das Entstehen von Prostatakrebs?

Die Erkrankungshäufigkeit steigt in den Industrienationen seit 30 Jahren ständig an. Das hängt zum einen mit den sich ständig **verbessernden Diagnosemöglichkeiten** zusammen, zum anderen aber vor allem damit, dass die Lebenserwartung kontinuierlich ansteigt. Denn **Alter** ist ein unstrittiger Risikofaktor, der sich leider nicht beeinflussen lässt.

Wie Ihre Zeigefingerlänge und Ihr Prostatakrebsrisiko zusammenhängen

Dieses Kuriosum ist tatsächlich Gegenstand von Forschungen gewesen. Britische Forscher veröffentlichten im Oktober 2010 in dem angesehenen Fachblatt *British Journal of Cancer* eine Studie, nach der Männer, deren Zeigefinger länger als ihre Ringfinger sind, seltener Prostatakrebs bekommen als solche, die kürzere Zeige- als Ringfinger haben. An der Studie nahmen 1.524 Männer mit festgestelltem Prostatakrebs und 3.044 gesunde Probanden teil. Alle Männer sollten anhand von Abbildungen benennen, ob ihre Zeigefinger länger oder kürzer als die Ringfinger beziehungsweise gleich lang sind. Die Untersuchung brachte Erstaunliches heraus:

Männer, deren Zeigefinger länger als ihre Ringfinger sind, haben ein um 63 Prozent niedrigeres Risiko, an Prostatakrebs zu erkranken, als solche, die kürzere Zeige- als Ringfinger hatten.

Zudem ist eine **genetische Komponente** wahrscheinlich: So ist das Risiko bei einem Mann, dessen Bruder oder Vater Prostatakrebs hat, dreimal höher als bei jemandem, in dessen Familie kein Krebsfall aufgetreten ist. Sind in der näheren Verwandtschaft weitere Fälle aufgetreten, also beim Großvater oder Onkel, liegt das Risiko, selbst daran zu erkranken, um ein Sechsfaches höher als bei krebslosen Familien.

Ebenso wurden ein **hormoneller Einfluss** durch das Testosteron und ernährungsbedingte Gründe (hoher Fettanteil in der Nahrung) nachgewiesen. Denn Östrogene werden im Fett gespeichert.

Ernährung spielt bei der Krebsentwicklung also auch eine tragende Rolle. Viel Gemüse, Obst und Körner sowie wenig tierische Fette wie Fleisch oder Milchprodukte unterstützen den Körper und können Risikofaktoren mindern.

Prostatakrebs – die häufigste Tumorerkrankung bei Männern!

Ein **hoher Alkoholkonsum** verdoppelt das Risiko für Prostatakrebs. Forscher der *University of California, San Francisco/USA* fanden heraus, dass Männer, die mehr als 50 Gramm reinen Alkohol täglich und öfter als fünfmal wöchentlich zu sich nahmen, doppelt so häufig an Prostatakrebs erkrankten wie andere. Bei geringen Mengen konnte bisher kein erhöhtes Risiko festgestellt werden. Hochprozentiges ist besonders schädlich.

Ein Glas eines Softdrinks am Tag steigert Ihr Prostatakrebsrisiko um 40 %: Der Verzehr von Softdrinks, selbst in geringen Mengen, erhöht die Gefahr, an einer aggressiven Form von Prostatakrebs zu erkranken. Was genau die Forscher aus Schweden herausgefunden haben, habe ich für Sie recherchiert.

Die in der Fachzeitschrift *American Journal of Clinical Nutrition* veröffentlichte Studie hat die Trink- und Essgewohnheiten von 8.000 Männern im Alter von 45 bis 73 Jahren beobachtet. Zu Beginn war keiner der Männer an Prostatakrebs erkrankt, doch nach einem Studienzeitraum von 15 Jahren zeigte sich deutlich:

Bei den Männern, die täglich nur ein Glas Softdrink oder andere zuckerhaltige Getränke konsumierten, stieg das Prostatakrebsrisiko um 40 %. Auch zuckerhaltige Fertigmüslis und Frühstücksflocken erhöhen Ihr Risiko.

▶ **Daher lautet mein ganz klarer Rat:** Verzichten Sie auf Softdrinks und zuckerhaltige Getränke (auch Eistee) sowie gezuckerte Müslis – eine einfachere Prävention gibt es nicht!

Rauchen und Prostatakrebs sind ein tödlicher Mix. Das zeigte sich in einer Harvard-Studie mit mehr als 5.300 männlichen Patienten, die an dieser Krankheit litten: Danach hatten Raucher unter ihnen ein im Vergleich zu Nichtrauchern deutlich höheres Risiko, einen Rückfall zu erleiden oder gar an Prostatakrebs, einer Herz-Kreislauf- beziehungsweise anderen Krankheit zu sterben.

Männer, die das Rauchen vor mindestens zehn Jahren aufgegeben hatten und keine schweren Raucher waren, hatten das gleiche Sterberisiko wie Personen, die nie geraucht hatten. Bei vorangegangenen Studien hatte sich bereits gezeigt, dass Rauchen das Risiko erhöht, überhaupt an Prostatakrebs zu erkranken.

Der Zusammenhang zwischen **Übergewicht** und einem erhöhten Prostatakrebsrisiko ist schon länger bekannt. Italienische Forscher wollten es jetzt ganz genau wissen und haben sich bei Patienten den Body-Mass-Index (BMI) angesehen. Insgesamt untersuchten die Forscher 1.275 Prostata-Patienten. Nach der Analyse der Daten war klar: Je höher der BMI, desto größer war der Tumor. Bei Normalgewichtigen war das Prostatakarzinom durchschnittlich um ganze 84 % kleiner als bei übergewichtigen Männern.

Folsäure: Einige Studien zeigen, dass eine hohe Folsäurezufuhr ein erhöhtes Risiko in sich birgt. Vor allem eine sehr umfangreiche, zehn Jahre dauernde Studie, die 2009 im *Journal of the National Cancer Institute* erschienen ist, fand heraus, dass sich das Prostatakrebsrisiko bei Männern, die täglich 1 mg Folsäure einnahmen, mehr als verdoppelte. Das Folat in Nahrungsmitteln scheint das Risiko jedoch leicht zu senken.

▶ **Fazit:** Gesunde Männer, die ihre Folatzufuhr erhöhen, reduzieren möglicherweise ihr Risiko. Bei Menschen aber, die bereits präkanzeröse Wucherungen oder Karzinome haben, könnten große Mengen an Folsäure das Voranschreiten begünstigen.

Ein möglicher Zusammenhang besteht auch zwischen einer Prostatakrebserkrankung und der **Anzahl der Geschlechtspartnerinnen,** die ein Mann hatte. Der Verursacher des Condyloms, ein Geschwulst mit warzenartig zerklüfteter Oberfläche (ein Virus, das beim Geschlechtsverkehr übertragen wird), kann beim Mann zu einem höheren Prostatakrebsrisiko führen.

Prostatakrebs – die häufigste Tumorerkrankung bei Männern!

Permanente Schadstoffbelastung (zum Beispiel Cadmium) am Arbeitsplatz ist ebenfalls ein großer Risikofaktor.

Weshalb es allerdings Skandinavier häufiger trifft als Japaner, Schwarze viermal öfter als Weiße und Geschiedene eher als Ledige, konnten Wissenschaftler bis heute nicht erklären.

Wie verläuft eine Krebserkrankung der Prostata?

Zum Verständnis der Behandlungsmöglichkeiten ist es hilfreich, wenn Sie sich die Entwicklung eines Prostata-Karzinoms kurz vor Augen führen: Wie schon erwähnt, verläuft die Mehrzahl der Prostata-Krebserkrankungen zunächst symptomlos und wird in diesem Stadium nur durch eine Vorsorgeuntersuchung entdeckt.

Erst wenn das Gewebewachstum auf die Harnröhre drückt, kommt es zu den Beschwerden, die mit denen einer gutartigen Prostata-Vergrößerung (siehe Seite 16) identisch sind.

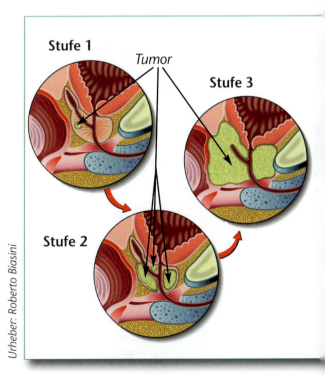

Urheber: Roberto Biasini

Im weiteren – unbehandelten – Verlauf können mehr oder weniger massive Beschwerden hinzukommen, die ihre Ursachen in einer Metastasenbildung (Tochtergeschwulste) in anderen Organen, in den Lymphknoten oder am Skelett haben. So können Knochenschmerzen, beispielsweise im Bereich des Beckens, Rückenschmerzen bis hin zu Lähmungen sowie Kontrollverlust über Blase und Enddarm auftreten. Hinzu kommen Müdigkeit, Abgeschlagenheit und nachlassende Leistungsfähigkeit.

Je nach dem Stadium, in dem sich der Tumor bei seiner Entdeckung befindet (Größe, Lymphknotenbefall, Metastasenbildung), stehen dem Arzt verschiedene Therapiemöglichkeiten offen, deren Anwendung er zusätzlich vom Alter und vom Allgemeinzustand des Patienten abhängig machen wird.

Zudem wird er mit Ihnen abstimmen, ob ein operativer Eingriff erforderlich ist oder ob eine abwartende, beobachtende Haltung nicht angebrachter ist. Denn ab einem bestimmten Alter kann man zum Beispiel davon ausgehen, dass bei einem langsam wachsenden Karzinom eine OP wegen des damit verbundenen Verlustes an Lebensqualität gar nicht sinnvoll ist, weil der Betroffene mit großer Wahrscheinlichkeit eher an einer anderen Todesursache sterben wird als an dem Prostata-Karzinom.

▶ **Mein Rat:**
Holen Sie daher auch hier in Ruhe eine **zweite oder dritte Meinung** beziehungsweise die Erfahrungswerte einer Selbsthilfegruppe ein. Welche Therapiemöglichkeiten bei einem diagnostizierten Prostata-Karzinom zur Verfügung stehen, habe ich auf Seite 142 zusammengefasst.

Auf einen Blick:
Früherkennungsmethoden für Prostatakrebs

Beste Hilfe ist die Vorsorge: Denn durch die Vorsorgeuntersuchungen kann Prostatakrebs bereits im Anfangsstadium

Prostatakrebs – die häufigste Tumorerkrankung bei Männern!

erkannt und erfolgreicher behandelt werden. Hier ein kurzer Überblick über die unterschiedlichen Testmethoden, die momentan zur Verfügung stehen. Ausführlichere Informationen darüber finden Sie im Kapitel „Der Weg zum Arzt: Das erwartet Sie beim Urologen" auf Seite 32.

▶ **Tastuntersuchung:**
Dabei tastet der Arzt mit dem Finger die Prostata vom Enddarm aus ab.
Nachteil: Tiefer liegende Tumoren lassen sich nicht ertasten.
Kosten: Übernimmt die Krankenkasse (einmal jährlich bei Männern ab 45 Jahren).

▶ **PSA-Test beim Arzt:** Mit dem PSA-Test wird die Konzentration des prostataspezifischen Antigens im Blut (PSA-Wert) bestimmt.
Nachteil: Drei von vier krebsverdächtigen Proben entpuppen sich als „falscher Alarm".
Kosten: als individuelle Gesundheitsleistung (IGeL) zwischen 15 und 45 €. Bei Krebsverdacht übernehmen die Krankenkassen die Kosten.

Nutzloser PSA-Test?

Dass ein regelmäßig durchgeführter PSA-Test im Grunde nutzlos ist, zeigte eine Studie des *National Cancer Institute in Bethesda/USA* aus dem Jahr 2011. Bei 38.340 gesunden Männern erfolgte sechs Jahre hintereinander ein jährlicher PSA-Test. In dieser Gruppe starben innerhalb von 13 Jahren jedoch etwa genauso viele Männer an Prostatakrebs wie in einer gleich großen Kontrollgruppe, bei denen kein routinemäßiger PSA-Test vorgenommen wurde. Der Test eignet sich daher nicht zur Früherkennung, und Sie sollten sich keinesfalls auf ihn verlassen. Er kann aber bei bekanntem Prostatakrebs eingesetzt werden, um den Verlauf der Krankheit oder der Therapie zu überwachen.

▶ **PCA3-Test:** Der molekulargenetische Test misst die PCA3-Konzentration im Urin.

Nachteil: Die Aussagekraft ist zwar deutlich höher als beim PSA-Test, doch auch hierbei ist etwa jeder zweite bis dritte positive Befund ein „falscher Alarm".

Kosten: ca. 300 € (die Krankenkassen sind nicht verpflichtet, sie zu übernehmen).

Biopsie – dem Krebs auf der Spur

Wann eine Biopsie sinnvoll für Sie ist

Eine Prostatabiopsie ist beim Verdacht auf einen Tumor dann angezeigt, wenn mindestens eines der folgenden Kriterien erfüllt ist:

▶ Bei Ihnen wurde ein nachkontrollierter PSA-Wert > 4 ng/ml gefunden.

▶ Die digital-rektale Untersuchung ergibt bei Ihnen ein karzinomverdächtiges Ergebnis (starke Verhärtungen).

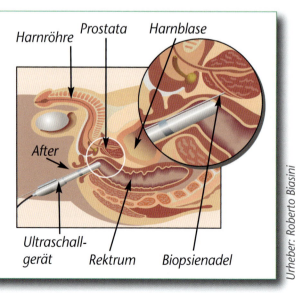

▶ Die transrektale Ultraschalluntersuchung zeigt bei Ihnen einen auffälligen Befund.

▶ Bei Ihren PSA-Werten zeigt sich über die letzten Jahre ein auffälliger Anstieg.

Achtung! Dabei sollte das Bestimmungsverfahren nicht gewechselt worden sein.

Urheber: Roberto Biasini

Was leistet die Biopsie?

Die Entnahme einer Gewebeprobe (Biopsie) liefert als ergänzende Untersuchung zu den bisher genannten Verfahren bei hinreichendem Verdacht sehr viel genauere Diagnosegrundlagen. Unter Ultraschallkontrolle werden mit einer Hohlnadel via Enddarm zehn bis zwölf Gewebeproben aus definierten Bereichen der Prostata entnommen und im Zell-Labor untersucht.

Dabei wird festgestellt:

- ▶ Befindet sich Tumorgewebe in den Gewebeproben?
- ▶ Wenn ja, welcher Art und in welchem Ausmaß?

Dabei wird auch der sogenannte Gleason-Score ermittelt. Er gibt auf einer Werteskala von 6 bis 10 an, wie aggressiv die Krebszellen sind und ob der Krebs langsam oder schnell wächst. 6 bedeutet geringe, 8 bis 10 hohe Aggressivität.

> ▶ **Mein Tipp:**
> Mehr zum Gleason-Score und zur Interpretation der Ergebnisse erfahren Sie ab Seite 139.

▶ **Belastung durch die Untersuchung:** Die Entnahme der Gewebeproben ist schmerzhaft und findet daher unter örtlicher Betäubung statt. Ferner besteht das Risiko einer Infektion durch Darmbakterien. Um es zu verringern, wird vor der Biopsie ein Antibiotikum verabreicht. Sollte es dennoch zu Fieber und Schüttelfrost kommen, suchen Sie bitte sofort einen Arzt auf.

▶ **Aussagekraft**: Auch diese Methode ist fehleranfällig. Es passiert auf der einen Seite, dass sehr kleine Karzinome nicht entdeckt werden. Auf der anderen Seite kann eine positive Biopsie

> **Hätten Sie das gedacht?**
> Die Biopsieergebnisse dürfen Sie nicht überbewerten. Würde man bei allen Männern dieser Welt eine Prostata-Biopsie vornehmen, fände man bei 30 % der 50-Jährigen und bei 70 % der 80-Jährigen krebsartige Veränderungen!

einen kleinvolumigen, nicht signifikanten (indolenten) Krebs entdecken, der nicht lebensbedrohlich ist und zu einer unnötigen Behandlung oder Überbehandlung führt. Und das wiederum bedeutet unnötige Operationen, mit dem Risiko operativ bedingter Folgeschäden wie Impotenz und Inkontinenz.

Nach der Biopsie können im Ejakulat (mehrere Wochen lang) oder im Urin (mehrere Tage lang) Blutspuren auftreten. Das ist an sich harmlos, sollte aber, wenn die Erscheinungen nicht abklingen, einem Arzt vorgestellt werden.

▶ **Wichtig!** Es gibt keinen wissenschaftlichen Hinweis darauf, dass durch eine Gewebeprobe möglicherweise vorhandene Tumorzellen gestreut werden könnten.

Wie Sie eine zusätzliche Antibiotikumdosis vor schwerwiegenden Prostata-Infektionen schützt

Um Prostataerkrankungen zu diagnostizieren, bestimmt der Arzt zunächst den PSA-Spiegel im Blut. Wenn kritische Werte gemessen werden, wird mit einer Prostatabiopsie (Probeentnahme) weiter untersucht, ob Prostatakrebs vorliegt. Standard ist heute die transrektale Prostata-Stanzbiopsie unter TRUS-Kontrolle, das heißt das Ausstanzen dünner Gewebezylinder vom Mastdarm aus, deren Lage mittels Ultraschall kontrolliert wird.

Die Stanzbiopsie erfolgt unter Antibiotikaschutz, das heißt, Sie nehmen vorsorglich kurzzeitig ein Antibiotikum ein, um das

Risiko einer Infektion durch Darmkeime zu verringern. Allerdings steigen die schwerwiegenden bakteriellen Infektionen trotz dieses Antibiotikaschutzes in letzter Zeit an. Somit haben sich amerikanische Wissenschaftler mit der Frage befasst, ob die Gabe von nur einem Antibiotikum (meist Fluorochinolon) als antimikrobielle Prophylaxe ausreicht.

Daher entschlossen sich die Wissenschaftler, vor der Prostatabiopsie zusätzlich ein weiteres Antibiotikum zu verabreichen.

▶ **Das Ergebnis:** In der Gruppe ohne den zweiten Antibiotikumschutz traten nach der Prostatabiopsie zehn schwerwiegende infektionsbedingte Komplikationen auf, während es in der Gruppe mit dem zweiten Antibiotikumschutz keinen einzigen Fall gab.

▶ **Mein Fazit für Sie:** Die Gabe einer zusätzlichen Antibiotikumdosis (Piperacillin/Tazobactam, intravenös) trägt wesentlich zur Vermeidung schwerwiegender bakterieller Infektionen nach einer Prostatabiopsie bei.

> ▶ **Mein Tipp:**
> Steht bei Ihnen eine Prostatabiopsie an, bitten Sie Ihren Arzt um diese **Kombinationstherapie.** Der einzige Haken: Die erweiterte Prophylaxe mit Piperacillin/Tazobactam ist nicht billig (ca. 250 €). Es kann daher sein, dass Ihre Kasse die Kosten nicht übernimmt. Aufgrund der neuesten Studienergebnisse rate ich Ihnen jedoch, die Kosten in diesem Fall selbst zu tragen.

Was tun, wenn bei Ihnen Prostatakrebs diagnostiziert wurde?

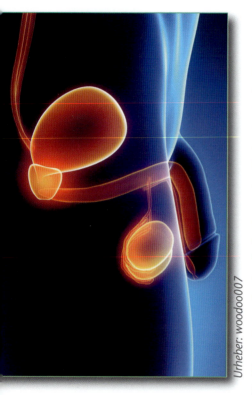

Urheber: woodoo007

Falls bei Ihnen der Verdacht auf ein Prostatakarzinom besteht, wird – je nach Verhalten des Tumors und Ihrem Beschwerdegrad – irgendwann eine Biopsie durchgeführt. Wenn Ihr Arzt mit Ihnen die Untersuchungsergebnisse bespricht, erfahren Sie einerseits, ob überhaupt ein Tumor vorliegt. Wenn das der Fall sein sollte, kann Ihr Arzt anhand der Untersuchungsergebnisse auch etwas zum Verhalten des Tumors abschätzen. Da die Wissenschaft gerade bei den sehr langsam wachsenden Prostatakarzinomen immer stärker zum „beobachtenden Abwarten" tendiert, ist es wichtig, dass Sie die Einzelheiten Ihrer Krebsdiagnose kennen und verstehen. Diese Informationen helfen Ihnen, mit Ihrem Arzt bei der Behandlung zusammenzuarbeiten, und sie erleichtern Ihnen das Einholen einer Zweit- und Drittmeinung anderer Ärzte.

Ein grundlegende Tatsache vorab: Ein Tumor ist nicht per se bösartig (maligne), denn die meisten Knoten sind gutartig. Häufig sind die Knoten verursacht durch Vergrößerungen der Prostata oder einen anderen gutartigen Befund. Wird bei einer rektalen Untersuchung eine Vergrößerung der Prostata festgestellt, ist das also noch lange kein Zeichen für eine Behandlung.

So verstehen Sie die Untersuchungsergebnisse leichter

Ob ein Tumor bösartig ist, hängt von verschiedenen Faktoren ab, die der Mediziner in der TNM-Klassifikation festhält. Bei der TNM-Klassifikation wird das Stadium eines Prostatakrebses nach drei Kriterien beurteilt:

- **T** Größe des Tumors bzw. die Tumorausdehnung

- **N** ob und in welchem Ausmaß umliegende Lymphknoten befallen sind (nodulus = Knoten) = Lymphknotenmetastasen

- **M** ob Metastasen gefunden wurden = Fernmetastasen

Um die Erkrankung genauer zu klassifizieren, bezeichnen Ziffern hinter den Buchstaben die Größe des Tumors bzw. die Anzahl der „positiven" (befallenen) Lymphknoten.

▶ **Achtung!** Liegen keine oder unklare Untersuchungsergebnisse vor, folgt dem Buchstabenkürzel ein X (X = keine Angaben möglich).

Interessant zu wissen:

Etwa 40 % der Befunde werden in die Kategorie niedriges, 40 % mittleres Risiko und 20 % in die Kategorie hohes Risiko eingestuft. Vor allem in der Gruppe mit niedrigem Risiko wird überbehandelt: teils auf Drängen der Ärzte, aber oft auch auf Drängen der Betroffenen selbst. Etwa 94 % der Männer in dieser Risikokategorie entscheiden sich zu einer OP – meistens obwohl diese Maßnahme statistisch nur bei einem von 100 Patienten das Leben tatsächlich verlängert.

Was die Buchstaben vor T, N oder M bedeuten

▶ **p:** Der Pathologe hat das Tumorgewebe bereits genau untersucht und klassifiziert.
▶ **c oder kein Buchstabe:** Die exakte pathologische Einteilung steht noch aus.

Das sagt das „T" über die Größe aus

Bei der T-Kategorie beschreiben die Ziffern 1 bis 4 die zunehmende Größe und Ausbreitung des Primärtumors.

T1 nicht tastbarer Tumor
   T1a: Der Tumor befällt weniger als 5 % des Gewebes.
   T1b: Der Tumor befällt mehr als 5 % des Gewebes.
   T1c: Der Tumor wurde durch eine Nadelbiopsie diagnostiziert.

T2 tastbarer (auf die Prostata beschränkter) Tumor
   T2a: Befall von weniger als 50 % eines Seitenlappens.
   T2b: Befall von mehr als 50 % eines Seitenlappens.
   T2c: Tumor in beiden Seitenlappen.

T3 extraprostatisches Tumorwachstum (also nicht nur auf die Prostata beschränkt)
   T3a: Tumor hat die Prostata durchbrochen.
   T3b: Tumor hat auch die Samenblasen befallen.

T4 Befall von Nachbarorganen: Harnblase, Rektum, Schließmuskel oder Beckenwand

Haben die T-Ziffern noch Zusätze mit den Kleinbuchstaben a bis d, unterscheiden die Mediziner noch genauer. So gibt es bei Prostatakrebs zum Beispiel auch die Stadien T1a bis T1c. T1a, T1b und T1c unterscheiden dann noch einmal stufenweise von 0,5 bis 2 cm.

▶ **Beispiele:** T0 besagt, dass kein Tumor gefunden wurde. Steht auf Ihrem Laborbefund ein T1, handelt es sich um einen sehr kleinen Tumor (T1 besagt, dass der Tumor an der Stelle seiner größten Ausdehnung höchstens 2 cm misst). Er war zuvor weder tast- noch sichtbar. Solche Tumoren werden eher zufällig entdeckt und sind vom Krankheitsverlauf her die „günstigste" Gruppe.

„N" steht für die Anzahl der befallenen Lymphknoten

Die N-Kategorien auf Ihrem Laborbericht bezeichnen die Anzahl und die Lage der von Krebszellen befallenen Lymphknoten. Dabei handelt es sich um die regionären Lymphknoten, die zu dem betroffenen Organ, also in dem Fall der Prostata, gehören. Je niedriger die Zahlen, desto kleiner und begrenzter ist der Tumor. Je höher die Zahlen, desto größer ist der Tumor, desto mehr Lymphknoten sind beteiligt, zum Beispiel:

N0 keine positiven (= befallenen) Lymphknoten in der Prostataregion
N1 Lymphknoten in der Nähe der Prostata enthalten Krebszellen < 2 cm
N2 Lymphknoten in der Nähe der Prostata enthalten Krebszellen > 2 cm bis 5 cm
N3 Lymphknoten in der Nähe der Prostata enthalten Krebszellen > 5 cm

„M" zeigt Ihnen, ob Metastasen vorliegen

Bestehen Metastasen in nichtregionären Lymphknoten im Gebiet der Prostata, nennt der Mediziner sie Fernmetastasen. Hier gibt es folgende Unterscheidung:

M0 Es konnten **keine Fernmetastasen** nachgewiesen werden.
M1 Es konnten **Fernmetastasen** nachgewiesen werden.
  M1a: Metastasen in anderen, nichtregionären Lymphknoten
  M1b: Knochenmetastasen
  M1c: weitere Fernmetastasen in anderen Organen und/oder Strukturen

Finden Sie noch einen Zusatz, ist das die Angabe, wo die Metastase sitzt (zum Beispiel: PUL = Lunge, OSS = Knochen, Leber = HEP).

So interpretieren Sie Ihren Untersuchungsbefund

Ich möchte Ihnen anhand einiger Beispiele Interpretationshilfen für Ihre Ergebnisse nennen. Denn oft ist es so, dass Ihnen der Arzt zwar alles erläutert, meist geht das jedoch viel zu schnell. Wieder zu Hause überlegen Sie: Was hat der Arzt da gesagt? Was bedeutet das alles? Hier erhalten Sie Hilfestellung:

Klassifikation	Bedeutung
T2/N2/M1	▶ Tumor, der auf die Prostata begrenzt ist ▶ in einem prostatanahen Lymphknoten liegen Metastasen vor, sprich sind bösartige Zellen gefunden worden, die größer als 2 Zentimeter sind ▶ zudem wurden entfernt gelegene Metastasen entdeckt
T1 oder T2/N0/M0	▶ organbegrenztes Prostatakarzinom ▶ keine Lymphknotenmetastasen ▶ keine Fernmetastasen
T3 oder T4/N0/M0	▶ lokal fortgeschrittenes Prostatakarzinom ▶ keine Lymphknotenmetastasen ▶ keine Fernmetastasen

„G" zeigt Ihnen den Unterschied zwischen normalem und verändertem Gewebe

Auch die Art der Gewebezellen entscheidet über die Bösartigkeit des Tumors. Hier unterscheidet der Mediziner wiederum nach den Differenzierungsgraden G1 bis G3:

G1: gut differenziert = normales Gewebe
G2: mäßig differenziert = verändertes Gewebe
G3: schlecht differenziert = stark verändertes Gewebe, das sehr aggressiv ist und sich schnell ausbreitet
G4: sehr schlecht entwickelt, wenig „differenziert"

Allerdings wird für Prostatakarzinome meist der Gleason-Score herangezogen. Hierbei wird die Zelle nach dem Grad ihrer Veränderung in fünf Gruppen eingeteilt. Außerdem wir der Befund zusätzlich nach dem Anteil der am stärksten veränderten Zellen gewichtet.

So gibt der Gleason-Score Ihnen das voraussichtliche Wachstum an

Wenn sich in den Gewebeproben Tumorzellen befinden, berechnen Gewebespezialisten (Histologen) anhand deren Aussehen den sogenannten Gleason-Wert. Er gibt auf einer Werteskala an, wie aggressiv die Krebszellen sind bzw. ob der Krebs langsam oder schnell wächst.

Dazu werden die in einer Probe gefundenen Zellen nach ihrem Aussehen in fünf verschiedene Gruppen eingeteilt:

1 = gut differenziert, das heißt, das Gewebe ist fast noch mit normalem Prostatagewebe zu vergleichen.
5 = sehr wenig differenziert (das heißt, stark verändert)

Der Gleason-Score wird als Summe zweier Zahlen gebildet. Die Gewebsspezialisten ermitteln jeweils den Wert der beiden Zellproben mit der größten identischen Zellgruppe, die dann addiert werden. So kann der Gleason-Score mindestens 2 und maximal 10 betragen, dabei ist 10 der ungünstigste Wert.

Werte unter 6 bedeuten, dass der Krebs gegebenenfalls nicht oder nur langsam wächst und sich wahrscheinlich noch keine

Tochtergeschwüre (Metastasen) gebildet haben, Werte von 8 bis 10 hohe Aggressivität.

So werden die Werte in Beziehung gesetzt

Die Ergebnisse Ihrer TNM-Klassifizierung, Ihres Gleason-Score sowie Ihr gemessener PSA-Wert werden zum Abschluss im Rahmen einer Stadiengruppierung kombiniert. Daraus ergeben sich drei Risikogruppen (nach D'Amico et al.):

Die Risikoklassifizierung nach D'Amico

▶ **Beispiel:** Ein Patient mit einer Gleason-Summe 6 (niedrig) und einem PSA-Wert von 25 ng/ml wird nach der D'Amico-Klassifizierung als Hochrisiko-Patient betrachtet.

Risiko	Kiriterien
Niedrig	▶ PSA ≤ 10 ng/ml und Gleasonsumme ≤ 6 und ▶ T1 bis T2a und ▶ Prozentsatz befallener Stanzen < 50
Mittel	▶ PSA 10 bis 20 ng/ml oder Gleasonsumme = 7 oder ▶ T2b ▶ Prozentsatz befallener Stanzen > 50
Hoch	▶ PSA > 20 ng/ml oder Gleasonsumme > 7 und mehr als eine positive Stanze oder ▶ T2c bis T3a oder ▶ Prozentsatz befallener Stanzen > 50

Bewertung:

Wenn zwischen der Gleasonsumme und der Risikogruppe nach dem PSA-Wert eine Differenz besteht, dann ist der ungünstigere Faktor ausschlaggebend. Dementsprechend wird der Befund der jeweils „höheren" Risikogruppe zugeordnet.

> ▶ **Mein Tipp:**
> Bei einer so wichtigen Entscheidung wie über die Therapie Ihres Prostatakarzinoms rate ich Ihnen, die Ausgangssituation durch einen Zweitbefund der vorhandenen Gewebeproben von einem erfahrenen Pathologen sichern zu lassen (es ist also keine zweite Biopsie erforderlich!). Hierzu ist ein schriftlicher Auftrag über den Urologen oder direkt an den Pathologen zu erteilen, der den Erstbefund erstellt hat. Bitten Sie ihn, Ihre Biopsieproben, die Schnitte und die Paraffin-Blöcke an das von Ihnen benannte Institut (bei der Suche hilft Ihnen gern Ihr Urologe) zu senden.

Prostata-Karzinom: Diese Maßnahmen stehen Ihrem Arzt zur Verfügung

Die Heilungsaussichten bei Männern mit Prostatakrebs waren noch nie so gut wie heute. Den Urologen steht für die Behandlung von Prostatakrebs eine ganze Bandbreite von Therapiemöglichkeiten zur Verfügung, die sich jedoch stark unterscheiden. Primär hängt die Behandlung davon ab, zu welchem Zeitpunkt die Krankheit entdeckt wird und wie weit sie sich ausgebreitet hat. Hat der Krebs bereits außerhalb der Prostata gestreut, wird die Behandlung eher darauf zielen, die Krankheit in den Griff zu bekommen und sie erst im zweiten Schritt zu heilen.

Dabei werden Alter und Gesundheitszustand des Patienten berücksichtigt, und es muss abgewogen werden, ob die Nebenwirkungen stärker ins Gewicht fallen als die Vorteile der Behandlung. Hinzu kommt noch, dass bei über der Hälfte aller Männer zwischen 70 und 80 Jahre, die eine Prostatakrebserkrankung haben, der Krebs nicht außerhalb der Prostata streut und somit keine lebensbedrohlichen Züge annimmt.

1. So erfolgt eine radikale Prostatektomie

Ist wie bei vielen anderen Krebsarten die sicherste Behandlungsmethode: die Entfernung des tumorösen Gewebes.

▶ **Was geschieht?** Für die Durchführung der radikalen Prostataentfernung kommen folgende Operationsverfahren in Betracht …

Retropubisch: durch einen Schnitt am Unterbauch, oberhalb des Schambeins
Perineal: durch einen Hautschnitt am Damm
Laparoskopisch: durch mehrere kleine Schnitte im Bauchraum werden ein Endoskop und Operationsinstrumente eingeführt

Prostata-Karzinom: Diese Maßnahmen stehen Ihrem Arzt zur Verfügung

Dieser Eingriff kann auch mithilfe eines Roboters (da-Vinci-Prostatektomie) durchgeführt werden, wobei der Operateur die Steuerung der Instrumente übernimmt.

All diese Operationsmethoden sind – bezogen auf die Behandlungsergebnisse – gleichwertig. Die Operation mit dem unteren Bauchschnitt hat jedoch den Vorteil, dass gleichzeitig die Lymphknoten entfernt und auf Tumorgewebe untersucht werden können. Bei der perinealen Prostata-Entfernung wird zum Zweck der Entfernung der Lymphknoten ein zweiter, kleiner Schnitt durch die Bauchdecke erforderlich.

▶ **Wann angeraten?** OP der Wahl, wenn der Tumor die Kapsel der Prostata noch nicht verlassen hat. Die Prostata, die Samenblase, Harn- und Samenleiter sowie ein Teil des Blasenhalses werden entfernt, gegebenenfalls auch befallene Lymphknoten.

Für Männer mit einer Lebenserwartung von mindestens 15 Jahren oder abgeschlossener Familienplanung.

Neuer Standard könnte die da-Vinci-Prostatektomie werden. Hierbei werden mit Computer- und Roboterunterstützung minimal-invasiv sehr genaue Schnittführungen ermöglicht, sodass die Nebenwirkungen weit harmloser ausfallen.

▶ **Welche Risiken können auftreten?** Durch die OP wird der Schließmuskel am Blasenausgang geschwächt, Inkontinenz ist die Folge. Mit regelmäßiger Beckenbodengymnastik können 95 % der Betroffenen den Urin später wieder halten. Wenn die entsprechenden Nerven bei dem Eingriff nicht geschont werden konnten, ist mit einer erektilen Dysfunktion zu rechnen. Medikamente, Vakuumpumpe, Schwellkörperimplantate und SKAT-Injektionen können helfen.

Libido und Orgasmusfähigkeit bleiben erhalten, allerdings erfolgt die Ejakulation trocken, da Prostata- und Samenblasenflüssigkeit fehlen. Gelegentlich kommt es infolge der OP zu einer Infektion der Harnwege, die jedoch erfolgreich mit Antibiotika behandelt werden kann.

Neues Verfahren verspricht den Erhalt des inneren Schließmuskels bei radikaler Prostatektomie

Viele Patienten, denen wegen einer Krebserkrankung die Prostata entfernt werden muss, leiden zumindest in den ersten Wochen nach dem Eingriff an Inkontinenz. Der Grund: Bei der OP werden oft die durch die Prostata ziehende Harnröhre und der Blasenschließmuskel beschädigt. Am Universitätsklinikum Hamburg-Eppendorf (UKE) wurde jetzt eine neue OP-Technik entwickelt, bei der die individuellen Unterschiede des Harnröhrenverlaufs im Prostatagewebe besser berücksichtigt werden: die sogenannte „Modifizierte Apexpräparation". Neu ist, dass dadurch der Erhalt der funktionellen Harnröhrenlänge (Full-Functional-Length Urethral = FFLU) möglich ist.

Wie die Chirurgen im August 2011 in der Zeitschrift *European Urology* berichteten, operierten sie 691 Patienten entweder nach dem neuen oder dem althergebrachten Verfahren. Nach der ersten Woche klagten 50 % der Patienten, die nach der alten Methode operiert worden waren, über Inkontinenz. Durch die neue Technik konnte dieser Anteil auf 31 % gesenkt werden.

Ein Jahr nach dem Eingriff lag die Inkontinenzrate mit der neuen Methode bei 3,1 % und mit dem herkömmlichen Verfahren bei 5,3 %.

Außer am UKE wird das Verfahren jetzt auch in anderen größeren Kliniken angewandt. Erkundigen Sie sich vor der Therapieentscheidung gezielt danach. Es kann allerdings nur praktiziert werden, wenn der Krebs noch nicht auf Nachbargewebe übergegriffen hat.

2. So funktioniert eine Strahlentherapie

Wirkprinzip: Anders als gesunde Zellen können Krebszellen die durch die Strahlung hervorgerufene Veränderung des Erbguts nicht so gut parieren und sterben ab.

Auch anwendbar, wenn der Tumor bereits Metastasen gebildet hat.

2.1. Externe, perkutane Strahlentherapie

▶ **Was geschieht?** Bei diesem radiotherapeutischen Standardverfahren zielen hochenergiereiche Röntgenstrahlen von außerhalb durch die Haut (perkutan) des Körpers auf die Tumorzellen in Ihrer Prostata. Eine Behandlung dieser externen Bestrahlung wird fünfmal wöchentlich über einen Zeitraum von acht Wochen hinweg durchgeführt. Jeder Bestrahlungstermin dauert zwischen 15 und 25 Minuten. Da diese Behandlung schmerzfrei ist, müssen Sie weder sediert noch anästhesiert werden. Mit einem Rückgang des PSA-Wertes erfolgt der Kontrollnachweis über den Erfolg der Behandlung.

▶ **Vorteile:**
- ▶ Die Bestrahlung ist besonders für Männer höheren Alters ab etwa 75 Jahren mit einem schlechten allgemeinen Gesundheitszustand oder auch mit entsprechenden Begleiterkrankungen wie Herzerkrankungen geeignet.
- ▶ Die Therapie ist schmerz- und narkosefrei.
- ▶ Die gesetzlichen und privaten Krankenkassen übernehmen die Behandlungskosten.

▶ **Nachteile:**
- ▶ Die Therapie dauert sehr lange.
- ▶ Trotz einer exakten Bestimmung des Strahlenfeldes können empfindliche Organe und Gewebestrukturen im Bereich der Prostata in Mitleidenschaft gezogen werden.

- Meist tritt als unerwünschte Nebenwirkung die Schädigung des Rektums und der Blase auf. Das führt zu chronischen Durchfällen, blutigem Stuhl und/oder blutigem Urin.
- Es kann eine erektile Dysfunktion als Spätschaden auftreten.
- Zur Erhöhung der Heilungschance wird zusätzlich eine unterstützende Hormonentzugstherapie durchgeführt.
- Diese Therapie ist mit weiteren unerwünschten Nebenwirkungen wie Libidoverlust, erektiler Dysfunktion und der Ausbildung einer Männerbrust verbunden.

2.2. Radioaktive Brachytherapie

▶ **Was geschieht?** Implantate, auch Seeds genannt, werden in Ihre Prostata eingesetzt und transportieren die Strahlung direkt an die Krebszellen. Diese etwa reiskorngroßen Metallstücke geben in einer niedrigen Dosis ihre Radioaktivität über einen Zeitraum von mehreren Monaten ab. Nach etwa einem Jahr haben die radioaktiven Implantate ihre Strahlungskraft verloren. Die Implantate werden unter Vollnarkose in einem operativen Eingriff, der etwa ein bis zwei Stunden dauert, eingesetzt. Normalerweise werden zwischen 40 und 150 dieser Seeds in Ihre Prostata implantiert. Das Ziel dieser Therapie ist es, den Tumor so weit wie möglich zu zerstören.

▶ **Vorteile:**

- Die Implantation der Seeds wird ambulant und an einem Tag durchgeführt.
- Die Erfolgsraten sind mit jenen der radikalen Prostataentfernung vergleichbar.
- Die Schädigungen des umliegenden Gewebes, wie des Rektums, sind viel geringer als bei der externen Strahlentherapie.

- Die Methode eignet sich für ältere Männer mit einem eingeschränkten und schlechten Gesundheitszustand.
- Die Kosten werden von den Krankenkassen übernommen.

▶ Nachteile:
- Die Brachytherapie wird von der ärztlichen Leitlinie nur für das lokal begrenzte Prostatakarzinom mit geringem Risikoprofil empfohlen. Sie eignet sich nicht für schon metastasierten Prostatakrebs, der zum Beispiel Tochtergeschwulste in den Lymphen aufweist.
- Die Männer haben Probleme beim Wasserlassen, wobei die Symptome bis hin zum Harnverhalt gehen können, der den Einsatz eines Blasenkatheters erforderlich macht.
- Eine stark vergrößerte Prostata spricht gegen das Einsetzen der Implantate.
- Die Seeds können in die Blase abwandern und Probleme beim Wasserlassen bereiten.
- Es kann zu einer erektilen Dysfunktion kommen.

2.3. Protonentherapie

▶ **Was geschieht?** Die Bestrahlung von Krebszellen mit Protonen gehört seit über 50 Jahren zu den Therapiemöglichkeiten bei Prostatakrebs. Die Protonenstrahlung setzt im Gegensatz zur Röntgenstrahlung beschleunigte Kernteile, die Protonen, ein. Die Protonen dringen bis zu 38 cm in Ihren Körper ein und geben dabei zunächst nur relativ wenig Energie an das Gewebe ab. Erst im weiteren Verlauf werden die Protonen abgebremst und geben die Energie dann an das Gewebe ab. Das erlaubt es den Strahlenärzten, die einzelnen Tumorbereiche der Prostata sehr zielgenau zu erfassen und zu zerstören. Damit erreicht das Protonen-Scanning die günstige Dosisverteilung bei einer Strahlentherapie. Sie erhalten als Patient mit einer Prostatakrebserkrankung an 40 Tagen eine Strahlentherapie, wobei die

Behandlungen ambulant durchgeführt werden. Sie können nach der Strahlenbehandlung wieder nach Hause gehen.

▶ Vorteile:
- ▶ Eine Protonentherapie ist für Patienten mit einem lokal begrenzten, nicht metastasierten Prostatakarzinom geeignet.
- ▶ Die umliegenden Organe und Gewebestrukturen werden durch die verringerten Schadensdosen wenig bis gar nicht geschädigt. Es zeigt sich eine gute Verträglichkeit.
- ▶ Die Behandlungen können ambulant erfolgen, und die Anzahl der Bestrahlungssitzungen ist geringer als bei einer Röntgenbestrahlung.
- ▶ Die Behandlung erfolgt schmerz- und narkosefrei.
- ▶ Das Risiko eines sekundären Tumors als Spätfolge sinkt erheblich.

▶ Nachteile:
- ▶ Die Lagestabilisierung der Prostata mit einem Ballon, der in das Rektum eingeführt wird, ist unangenehm.
- ▶ Die Kosten werden nicht von jeder gesetzlichen und privaten Karankenkasse übernommen.
- ▶ Prothese, Stents oder Herzschrittmacher können ein Hinderungsgrund für die Protonentherapie sein.

Strahlentherapie schlägt Operation im Langzeitvergleich

In Deutschland ist Prostatakrebs mit ca. 64.000 Neuerkrankungen pro Jahr die häufigste Krebserkrankung. Die am meisten angewandten Therapieformen sind die Operation oder die Strahlentherapie. Eine Langzeitstudie, die nach der Therapie die Auswirkungen auf die körperliche Funktion der Blase und des Darms sowie auf Potenzstörungen untersuchte, liefert Ihnen für Ihre Therapieentscheidung wichtige neue Kriterien.

Da Prostatakrebs gut heilbar ist und die Lebenserwartung nach einer Therapie 15 Jahre oder mehr beträgt, ist es wichtig, dass Sie die sehr unterschiedlichen Auswirkungen der beiden Behandlungen auf die Lebensqualität kennen und bei Ihrer Therapiewahl berucksichtigen. Die unten geschilderten Daten sind die Ergebnisse einer aktuellen US-Studie (Long-term functional outcomes after treatment for localized prostate cancer. N Engl J Med. 2013 Jan 31;368(5): 436-45). Die Forscher verglichen die Beschwerden von mehr als 1.600 Männern ein, zwei, funf und15 Jahre nach der Behandlung. Das Fazit der Forscher, die ihre Erkenntnisse im renommierten New England Journal of Medicine veröffentlichten: Die operierten Patienten erholen sich zwar in den ersten Jahren nach dem Eingriff von den Begleiterscheinungen, aber sie erreichen auch nach 15 Jahren nicht die Lebensqualität von Patienten, die sich einer Strahlentherapie unterzogen haben. Insbesondere in den ersten Jahren nach der Behandlung haben die Strahlentherapie-Probanden deutliche Vorteile gegenuber der OP-Patienten.

Langzeitvergleich: Strahlentherapie schlägt Operation

Folgen	Operation	Strahlen-/Radiotherapie
Harninkontinenz	Tritt ein.	Tritt anfangs ein.
Einlagen	Das Tragen von Einlagen ist notwendig.	Nur am Anfang.
	Langzeitbeobachtung: Der Anteil der OP-Patienten, die regelmäßig Einlagen tragen müssen, ist 15 Jahre nach dem Eingriff noch immer mehr als doppelt so hoch wie bei den strahlentherapierten Patienten.	
Potenzstörungen	Tritt häufig ein.	Nur am Anfang.
	Langzeitbeobachtung: Bei der Sexualfunktion haben operierte Männer auch nach zwei bis fünf Jahren häufiger Erektionsstörungen als die bestrahlten Männer. Nach ca. 15 Jahren gleichen sich die beiden Gruppen an.	

Prostata-Karzinom: Diese Maßnahmen stehen Ihrem Arzt zur Verfügung

Folgen	Operation	Strahlen-/Radiotherapie
Störungen der Darmfunktion	Tritt ein, aber seltener als bei der Bestrahlung.	Möglich, wenn die Strahlung die an die Prostata angrenzende Darmschleimhaut geschädigt hat. Folge: schmerzhafte Stuhlgänge. Patienten mit einer zuvor gut funktionierenden Darmfunktion bekommen diese Probleme seltener.
	Langzeitbeobachtung: Der Anteil der Patienten, die nach der Radiotherapie über schmerzhafte Stuhlgänge klagten, geht von 14 % nach zwei Jahren auf 4 % nach 15 Jahren zurück. Am Ende sind keine Unterschiede mehr zwischen bestrahlten und operierten Patienten festzustellen.	
Lebensqualität nach 15 Jahren	Selbst nach dem langen Zeitraum von 15 Jahren erreichen die operierten Patienten nicht die Lebensqualität der Strahlentherapie-Probanden.	

3. Hormontherapie – bei Metastastenbildung

▶ **Was geschieht?** Eine Hormontherapie ist dann sinnvoll, wenn sich bereits Metastasen gebildet haben (auch nach OPs und begleitend zur Strahlentherapie).

Das männliche Geschlechtshormon Testosteron fördert das Wachstum des Prostatakrebses. Die Hormontherapie hemmt die Synthese bzw. Wirkung des Testosterons und soll den Krebs zum Stillstand bringen.

1. Möglichkeit: operative Kastration. Folge: Unfruchtbarkeit, Verlust der Libido.

2. Möglichkeit: chemische Kastration (Behandlung mit Hormonen, die die Bildung bzw. Wirkung des Testosterons unterdrücken). Folgen können wieder rückgängig gemacht werden.

▶ **Wann angeraten?** Diese Methode ist sinnvoll, wenn der Tumor bereits Metastasen gebildet hat. Die Kastration ist wegen Ihrer Nebenwirkungen die „letzte Chance" für Betroffene, die lebensbedrohlich erkrankt sind und denen andere Methoden nicht mehr helfen. Außerdem wählen mitunter auch Männer diese Therapie, für die eine Bestrahlung oder Operation zwar in Frage käme, die jedoch Angst vor möglichen Folgen dieser Behandlungen haben.

Bei vier von fünf Männern bilden sich Tumor und Metastasen zurück, die Schmerzen lassen nach. Allerdings können Sie nicht mit einem vergleichbaren Erfolg wie bei einer OP oder Bestrahlung rechnen.

▶ **Welche Risiken können auftreten?** Die Hormontherapie hat vielfältige Nebenwirkungen, die den Wechseljahresbeschwerden bei der Frau ähneln: Antriebsarmut, depressive Verstimmung und Hitzewallungen werden beobachtet, später auch Verminderung der Knochendichte möglich, erhöhtes Risiko für Herz-Kreislauf-Erkrankungen.

Wer Probleme mit dem Blutzucker oder Bluthochdruck hat, sollte seine Werte vor und während der Behandlung besonders genau kontrollieren bzw. einstellen lassen.

▶ **Achtung!** Wissenschaftler aus St. Gallen haben entdeckt, dass die Hormontherapie noch eine ganz andere Gefahr birgt: Sie kann das Darmkrebsrisiko drastisch erhöhen! Die Forscher haben die Daten von über 100.000 Männern über 67 Jahren ausgewertet. Bei allen war Prostatakrebs diagnostiziert worden. Das erschreckende Ergebnis: Bei denjenigen, bei denen eine Hormontherapie durchgeführt worden war, war das Darmkrebsrisiko um 30 % erhöht. Je länger die Therapie dauerte, desto weiter stieg auch das Risiko an.

Luteinisierende Hormon-Releasing-Antagonisten

Wenn Sie sich das bisher Gelesene in Erinnerung rufen, wissen Sie ja noch, dass die Prostatazellen Androgene „zum Überleben" benötigen.

Die Verwendung von luteinisierender **Hormon-Releasing-Hormon-Antagonisten** (LH-RH-Antagonisten) bewirken nachgewiesenermaßen einAbsinken der Androgenproduktion.

Bicalutamid

Ein weiteres Medikament, das oft zusammen mit LH-RH-Antagonisten eingesetzt wird, ist Bicalutamid. Bicalutamid ist ein Wirkstoff, der wie ein Androgen wirkt. Er kann die Androgen-Rezeptoren in normalen Prostatazellen, BPH- und Krebszellen füllen. Bicalutamid unterdrückt zwar nicht die Testosteronproduktion, doch wenn genügend Bicalutamid im Blut zirkuliert, ist es in der Lage, die Androgen-Rezeptoren zu füllen, bevor das Testosteron oder das DHT sie erreichen können.

Aber auch hierzu müssen Sie wissen: Zu den häufigeren Nebenwirkungen gehören ein Spannungsgefühl in der Brust, Hitzewallungen, verminderte Libido, Potenzstörungen bis zur Impotenz sowie eine Funktionsstörungen der Nieren und Harnwege.

Dieser neue Wirkstoff verringert die Nebenwirkungen der Hormontherapie

Die häufigste Nebenwirkung der Hormontherapie – Hitzewallungen – treten bei 80 Prozent der Männer auf, die diese Behandlungsmethode gewählt haben. Doch neue Studien, bei denen ein synthetisches Gestagen eingesetzt wird, machen Mut. Es handelt sich bei dem synthetischen Gestagen um den Wirkstoff **Medroxyprogesteron,** der bisher hauptsächlich bei der Antibabypille für Frauen zum Einsatz kam. In Untersuchungen von französischen Forschern zeigte sich dieser Stoff als sehr wirkungsvoll. So verringerte sich die Anzahl der täglichen Hitzewallungen um 88 Prozent. Sprechen Sie Ihren Arzt auf diesen Wirkstoff an, und lassen Sie abklären, ob dieses Medikament für Sie infrage kommt.

4. Chemotherapie – Stoppen Sie die Zellteilung!

Zytostatika sind Wirkstoffe, die die Teilung der Krebszellen stoppen. Die Therapie kommt zum Einsatz, wenn Strahlen- oder Hormontherapie nicht erfolgreich waren.

▶ **Was geschieht?** Die Medikamente (wie z. B. Docetaxel) sind im ganzen Körper wirksame Zellgifte und greifen leider auch gesunde Zellen an (u. a. sichtbar am Haarausfall). Die Dauer der Behandlung ist von der individuellen Wirksamkeit abhängig.

▶ **Welche Risiken können auftreten?** Zu den häufigsten und belastendsten Nebenwirkungen dieser Therapie zählen Brechreiz und Übelkeit. Diese können mit entsprechenden Medikamenten gelindert werden. Die Haare wachsen nach Absetzen der Medikamente wieder nach.

Neuer Wirkstoff: Stärkere Wirkung aber auch stärkere Nebenwirkungen

Seit Mitte 2011 ist der Wirkstoff **Cabazitaxel** zur Behandlung von metastasiertem Prostatakrebs in Deutschland zugelassen. Cabazitaxel wird unter dem Medikamentennamen Jevtana® vermarktet.

Das neue Krebsmedikament wird in Kombination mit dem Hormon Prednisolon eingesetzt und zeigt in Studien eine deutliche Verlängerung des Gesamtüberlebens. Andererseits berichteten die Anwender (vor allem Männer) über stärkere Nebenwirkungen (Durchfälle, Blutarmut und Neutropenien).

Der neue Wirkstoff kommt für Sie in zwei verschiedenen Situationen infrage:

▶ als Alternative zu Docetaxel,
▶ wenn Docetaxel nicht mehr verwendet werden kann, weil es nicht mehr wirkt oder nicht vertragen wird.

Eine weitere Alternative stellt das ganz neu zugelassene Abirateron (Zytiga®) dar.

5. HIFU-Therapie zur Reduzierung des Zellwachstums

▶ **Was geschieht?** Die HIFU-Therapie bedient sich eines hoch intensivierten, fokussierten Ultraschalls (ähnlich wie bei der Gallen- und Nierensteinzertrümmerung), um das Zellwachstum zu stoppen.

Das funktioniert mittels einer sehr nahe an der Prostata platzierten Sonde, die die Krebszellen auf 80 Grad erhitzt und so abtötet.

▶ **Welche Risiken können auftreten?** Die HIFU erfolgt ambulant unter Teilnarkose und ist ein relativ schonendes Verfahren.
Der große Vorteil von HIFU: Der Ultraschall zielt nur auf die Bereiche mit Krebszellen an der Prostata ab.

6. So gestaltet sich eine irreversible Elektroporation (IRE oder auch Nano Knife genannt)

▶ **Was geschieht?** Es werden zwei Elektroden durch kleine Einschnitte in das Tumorgewebe eingeführt. Begleitende Computertomographie oder Ultraschall weisen dem Arzt den Weg der Elektroden zu den Tumorzellen. Sodann wird ein starkes, örtlich sehr kleines (im Nanometer-Bereich, 1 nm = 1 Millionstel mm) und eng begrenztes elektrisches Feld induziert, das die Wände der Tumorzellen perforiert und somit abtötet.

▶ **Wann angeraten?** Das Verfahren eignet sich bei solchen Krebstumoren, bei denen eine chirurgische Entfernung schwierig oder gar unmöglich ist, etwa bei Tumoren, die einen Durchmesser von weniger als 5 cm aufweisen, die mit anderen Verfahren schlecht erreichbar sind oder bei denen eine offene OP aufgrund anderer Umstände (z. B. Alter, schlechte Konstitution etc.) ausgeschlossen ist.

▶ **Vorteile:**

- ▶ Belastet den Patienten nur gering, rasche Erholung.
- ▶ Manche Patienten können das Krankenhaus noch am selben Tag wieder verlassen.
- ▶ Verletzung von intakten Nerven, Blutgefäßen und Organen sehr unwahrscheinlich.

- Narbengewebe, oft die Hauptursache späterer Schmerzen, entsteht bei diesem Verfahren ebenfalls nicht.
- Die IRE wird unter Vollnarkose durchgeführt und dauert zwischen zwei und drei Stunden.
- Bis dato kaum Fälle von Inkontinenz und Impotenz.

▶ Nachteil:
- Die gesetzlichen Kassen übernehmen die Kosten bislang nicht, da es bis dato zu wenig untersucht ist.

7. So verläuft die Hyperthermie (Wärmetherapie)

▶ **Was geschieht?** Die Hyperthermie nutzt aus, dass sich Tumorzellen bei Hitze nicht so stark ausdehnen können wie gesunde Zellen und zudem schon bei 42 Grad Celsius absterben. Dabei führt der Arzt über die Harnröhre oder den Darm eine Wärmesonde ein und erhitzt deren Spitze. Hat der Tumor schon Metastasen gebildet, bekommt der Patient Wärmeelektroden auf den Bauch gelegt, oder er wird mit Wärmelampen bestrahlt.

▶ **Wann angeraten?** Die Hyperthermie ist nur anwendbar, wenn der Tumor auf die Prostata begrenzt ist und für Männer jeden Alters geeignet.

▶ **Welche Risiken können auftreten?** Zuverlässige Langzeitergebnisse gibt es nicht. Die Hyperthermie gilt als ungenau, denn die Zellzerstörung lässt sich nicht so exakt steuern wie nötig. Mitunter wird gesundes Gewebe in Mitleidenschaft gezogen, und Krebszellen bleiben verschont. Die Rate von Krebsneubildungen nach dem Eingriff ist deshalb hoch.

8. Die Kältetherapie (Kryotherapie) sieht so aus

Durch starkes Unterkühlen wird der Tumor inaktiviert. Langzeitergebnisse liegen nur spärlich vor.

▶ **Was geschieht?** Bei der Kältetherapie werden zehn bis 15 Minuten lang mit Flüssigstickstoff (– 195 °C) gefüllte Sonden in die Prostata verbracht, um das Gewebe abzutöten. Das Verfahren wird unter Ärzten kontrovers diskutiert.

▶ **Welche Risiken können auftreten?** Die Kryotherapie erfolgt unter Narkose und erfordert daher mindestens eine Übernachtung im Krankenhaus. **Komplikationen:** Impotenz und Inkontinenz treten relativ häufig auf – mit insgesamt rückläufiger Tendenz. Gewebeschäden und dumpfe Schmerzempfindungen infolge des Eingriffs sind nicht auszuschließen.

9. Die Wasserstrahl-Entfernung

▶ **Was geschieht?** Die Prostata wird mit einem scharfen Wasserstrahl aus dem umgebenden Gewebe heraus präpariert.

▶ **Welche Risiken können auftreten?** Der Eingriff ist ambulant möglich. Auch hier treten Impotenz und Inkontinenz auf (allerdings etwa 20 % seltener als bei der Skalpell-Entfernung).

10. Kontrolliertes Zuwarten (Watchful Waiting)

Bei etwa sechs von zehn Betroffenen bedeutet die Diagnose Prostatakrebs nicht zwangsläufig, dass eine Therapie umgehend stattfinden muss.

▶ **Was geschieht?** Bei unauffälligem Tastbefund, bei PSA-Werten unter 10 ng/ml, die nicht ansteigen, bei kleinen, auf die Prostata beschränkten und nicht aggressiven Tumoren, die sich gut kontrollieren lassen, bei schweren Parallelerkrankungen und in hohem Alter wird erst behandelt, wenn die Erkrankung Beschwerden bereitet. Wichtig ist eine regelmäßige Kontrolle der Diagnose.

Prostata-Karzinom: Diese Maßnahmen stehen Ihrem Arzt zur Verfügung

> ▶ **Mein Rat:**
> Für **alle** diese Männer ist das Risiko der Nebenwirkungen und Komplikationen bei den anderen Behandlungsmethoden ein Grund, die Strategie des „Abwartenden Beobachtens" zu verfolgen.

▶ **Welche Risiken können auftreten?** Wenn Sie mit Ihrem Arzt diese Vorgehensweise abgestimmt haben, sollten Sie regelmäßig – mindestens halbjährlich – zur Tastuntersuchung, zur PSA-Wert-Messung, zum Ultraschall und gegebenenfalls zu einer Gewebeuntersuchung gehen.

Das kontrollierte Zuwarten erfolgt meist in Kombination mit:

11. Aktive Überwachung (Active Surveillance)

Bei dieser Behandlungsstrategie wird der Patient erst dann behandelt, wenn seine Erkrankung fortschreitet bzw. wenn er es wünscht.

▶ **Was geschieht?** Erst bei Anzeichen eines Krankheitsfortschritts wird die Behandlung so rechtzeitig eingeleitet, dass die Aussicht auf Heilung weiterhin bestehen bleibt.

Die Sterblichkeitsraten sind vergleichbar mit denen, die bei einer sofortigen Behandlung auftreten. Andererseits bleibt die Lebensqualität so sehr viel länger erhalten.

▶ **Welche Risiken können auftreten?** Wenn Sie diese Vorgehensweise mit Ihrem Arzt abgestimmt haben, sollten Sie die vorgeschlagenen Kontrolluntersuchungen regelmäßig wahrnehmen, wie z. B. Tastuntersuchung, PSA-Wert-Messung, Ultraschall und eventuell Gewebeuntersuchung.

Diese Alternativen Methoden und schützende Nahrungsergänzungsmittel stehen Ihnen zur Verfügung

1. PC-SPES und Mistel-Therapie

▶ **Was geschieht?** PC-SPES ist eine Mischung aus acht chinesischen Heilpflanzen wie Süßholz, Ginseng und Sägepalme. Das Mittel senkt den Testosteronspiegel und drängt so Tumore und Metastasen zurück. Außerdem soll es das Immunsystem stärken. Auch die Misteltherapie soll das Immunsystem stimulieren. Beide Pflanzenextrakte werden unter die Haut gespritzt. Die Mittel bietet sich bei Tumoren in allen Stadien an und sind für Männer jeden Alters geeignet.

▶ **Welche Risiken können auftreten?** In den USA hat es nach Behandlungen mit PC-SPES Todesfälle gegeben. Die amerikanische Arzneimittelbehörde hat das Mittel deshalb vom Markt genommen. In Deutschland ist es nicht zugelassen. Mistelpräparate gibt es in der Apotheke. Die Therapie kann Fieber auslösen und die Lymphknoten anschwellen lassen. Auch allergische Reaktionen sind möglich, jedoch selten. Gesicherte Langzeitergebnisse liegen nicht vor; manche Ärzte setzen die Misteltherapie als Ergänzung anderer schulmedizinischer Behandlungen ein.

2. Das verbirgt sich hinter Zyflamend

▶ **Was geschieht?** Zyflamend ist ein Extrakt aus zehn Kräutern: Kurkuma, Basilikum, Ingwer, Grüner Tee, japanischer Staudenknöterich, Oregano, Baikal-Helmkraut, Berberitze und Rosmarin.

▶ **Welche Risiken können auftreten?** Zyflamend hat stark entzündungshemmende Wirkung und konnte im Versuch das Entstehen bösartiger Krebszellen, wie sie als Folge einer Gewebeentzündung der Prostata auftreten, verhindern. Zudem kann es das

Streuen von Prostata-Krebszellen stoppen. Insgesamt macht der Extrakt den Organismus unempfindlicher gegenüber Entzündungen (z. B. Zyflamend-Tropfen von biotheka).

3. Vitamin D_3 und C

Alle Männer im gefährdeten Alter sollten täglich 2.000 Internationale Einheiten (I.E.) Vitamin D_3 einnehmen (z. B. von Hevert). Nehmen Sie außerdem 2 g Vitamin C pro Tag.

4. Pectasol – die Zuckerverbindung

Dabei handelt es sich um eine pflanzliche Zuckerverbindung, die in Studien den Anstieg des PSA-Werts verlangsamen konnte. In Tierversuchen verhinderte Pectasol das Wachstum von Krebszellen. Einnahmeempfehlung: 4.000 bis 5.000 mg pro Tag (z. B. PectaSolTM).

5. Fischöl

Wenn Sie keinen Fisch mögen, können Sie Omega-3-Fettsäuren auch als Fischöl-Kapseln zu sich nehmen. Empfohlene Dosis: 4.000 bis 5.000 mg pro Tag.

▶ **Hinweis:** Nur nach ärztlicher Rücksprache anwenden, wenn Sie blutverdünnende Mittel einnehmen! Fischöl-Kapseln gibt es z. B. von Aldenhoven oder Ameu.

6. Kurkuma

Kurkuma ist ein wirkungsstarker pflanzlicher Entzündungshemmer und ein wesentlicher Bestandteil des Curry-Gewürzes. Als Supplement ist es im Versandhandel erhältlich (z. B. Kurkuma-Extrakt: biovitalshop oder vitasanotec).

So treffen Sie für sich die wichtige Entscheidung

Ihre Entscheidung für oder gegen eine von Ihrem Arzt empfohlene Therapie hat unter Umständen lebenslange Konsequenzen. Daher sollten Sie sich für eine Entscheidung reichlich Zeit nehmen. Da der Krebs in den meisten Fällen nur langsam fortschreitet, haben Sie für die Entscheidungsfindung in der Regel Wochen, ja sogar Monate Zeit und müssen nicht unter Druck handeln.

Holen Sie eine zweite, wenn erforderlich auch eine dritte ärztliche Meinung ein, sprechen Sie mit Ihrem Partner oder mit Personen, die Ihr ganz besonderes Vertrauen genießen. Suchen Sie den Kontakt zu Betroffenen und Selbsthilfegruppen.

> ▶ **Mein Tipp:**
> Folgen Sie nicht einfach dem Rat Ihres Urologen. Urologen sind Chirurgen, und Chirurgen denken immer zuerst an einen operativen Eingriff. Holen Sie immer die **zweite Meinung** eines Onkologen ein. Die Spezialisten lernen in ihrer Ausbildung, den Krebs mit Medikamenten zu behandeln statt mit dem Skalpell. Onkologen finden Sie sowohl als niedergelassene Fachärzte als auch in Universitäts- und Polikliniken. Wenn möglich, lassen Sie sich einen Onkologen empfehlen, der sich auf Prostatakrebs-Behandlungen spezialisiert hat.

Geben Sie sich nicht mit Halbverstandenem zufrieden.
Fragen Sie immer wieder nach, was Ihnen unklar erscheint. Denken Sie daran: Viele – oft bittere – Missverständnisse zwischen Arzt und Patient rühren daher, dass der Patient meint: „Wenn es wichtig wäre, hätte der Arzt mir das schon erzählt, deshalb hake ich nicht nach!", wohingegen der Arzt auf dem Standpunkt steht:

Prostata-Karzinom: Diese Maßnahmen stehen Ihrem Arzt zur Verfügung

„Der Patient wird schon fragen, wenn er etwas wissen will oder wenn er etwas nicht verstanden hat!" **Informationen sind oft eine Holschuld.** Es geht um Ihr persönliches Wohlergehen – falsche Bescheidenheit oder gar Scham sind daher absolut fehl am Platz! Der Fragenkatalog auf dieser und den folgenden Seite soll Ihnen dabei helfen, die richtigen Fragen zu stellen, keinen Aspekt zu vergessen und schließlich die richtige Entscheidung zu treffen.

> ▶ **Mein Tipp:**
> Wenn möglich, ziehen Sie eine **Person Ihres Vertrauens** zu Ihren Arztgesprächen hinzu, und machen Sie sich Notizen. So können Sie später die Gesprächsergebnisse noch einmal diskutieren und abwägen.

Checkliste: Therapie-Entscheidung bei einem lokal begrenzten Prostata-Karzinom

1. Grundlagen der Entscheidung
- ▶ Wie lautet meine genaue Diagnose?
- ▶ Habe ich alle Untersuchungsergebnisse erhalten?
- ▶ Falls nicht: Welche fehlen?
- ▶ Habe ich alle Untersuchungsergebnisse verstanden?
- ▶ Falls nicht: Welche Fragen muss ich noch klären?

Checkliste Untersuchungen:
- ▶ mein Tumorstadium
- ▶ Größe des Tumors
- ▶ mein Gleason-Score
- ▶ meine allgemeine Gesundheit (Herz, Lunge, Blutdruck, Nieren, weitere Krebserkrankungen)

2. Unterstützung bei der Entscheidung

▶ Welche Personen sind an der Entscheidungsfindung beteiligt?
▶ Wie können diese Personen mir helfen?
▶ Fühle ich mich von diesen Personen unter Druck gesetzt?
▶ Wie möchte ich meine Entscheidung treffen:
  ▶ allein?
  ▶ gemeinsam mit meinem Arzt?
  ▶ gemeinsam mit einer Vertrauensperson?
  ▶ mein Arzt soll für mich entscheiden?

3. Mein Wissen über meine Erkrankung

▶ Kenne ich die wichtigsten Behandlungsmöglichkeiten?
▶ Kenne ich Nutzen und Risiken der verschiedenen Behandlungsmöglichkeiten?

Checkliste Behandlungsmöglichkeiten:

▶ Operation – Nutzen: … Risiko: …
▶ Bestrahlung – Nutzen: … Risiko: …
▶ Hormonentzugstherapie – Nutzen: … Risiko: …
▶ Abwartendes Beobachten – Nutzen: … Risiko: …
▶ Aktive Überwachung – Nutzen: … Risiko: …
▶ andere – Nutzen: … Risiko: …

4. Meine Ziele

▶ Was sind meine wichtigsten Ziele bei der Behandlung (Heilung, Lebensqualität, weitere)?
▶ Bin ich mir sicher, mit welcher Behandlungsmöglichkeit ich diese Ziele am besten erreiche?
▶ Falls nicht: Welche Informationen muss ich noch einholen und von wem?

5. Meine Entscheidung

▶ Fühle ich mich sicher genug, eine Entscheidung zu treffen?
▶ Falls nicht: Besprechen Sie diese Unsicherheiten mit Ihrem Arzt und mit Personen Ihres Vertrauens.

Meine Empfehlung bei Krebs mit …

… niedriger Aggressivität: Wachsames Beobachten des Tumors. Das beinhaltet eine vierteljährliche Kontrolle des PSA-Werts und wiederholte Biopsien alle ein bis drei Jahre. Wenn diese – und andere – Tests ein Fortschreiten des Tumorwachstums erkennen lassen, muss mit der Behandlung begonnen werden.

… mittlerer Aggressivität: Am kompliziertesten zu behandeln, da hier ein breites Spektrum von Behandlungsmöglichkeiten in Betracht kommt und es schwierig ist, sich für eine zu entscheiden. Wachsames Beobachten ist eine Option, doch bleibt ein Risiko von 5 %, dass der Krebs innerhalb der nächsten zehn Jahre plötzlich so rasch wächst, dass sehr aggressive Therapien erforderlich sind bzw. gar nicht mehr anschlagen.

Wann ist eine OP die beste Lösung?

Selten. Ein Eingriff ist nicht effizienter als etwa eine Strahlentherapie und hat mit hoher Wahrscheinlichkeit Inkontinenz und/oder Impotenz zur Folge. Eine OP kommt aus meiner Sicht höchstens dann in Frage, wenn eine Prostata bereits so angeschwollen ist, dass eine Strahlenbehandlung nicht mehr angebracht ist, oder wenn Sie bereits unter anderen Erkrankungen des Urinaltraktes leiden, die eine Strahlenbehandlung ausschließen.

Eine weitere Möglichkeit besteht darin, eine einjährige Hormontherapie durchzuführen (mit dem Ziel, den Tumor zu schrumpfen) und anschließend das Geschehen wachsam zu beobachten. Auch eine Strahlentherapie kann sinnvoll sein.

Doch auch diese Therapien rufen unerwünschte Nebenwirkungen hervor. Die Hormontherapie senkt den Testosterongehalt im Blut, was einen vorübergehenden Libidoverlust zur Folge haben kann. Zudem werden Hitzewallungen und Gewichtszunahme beobachtet.

Die Strahlentherapie, bei der strahlende Implantate in den Tumor platziert werden, führt zu zeitweiser Impotenz während der Behandlungsdauer. Darüber hinaus wird von anhaltenden Schmerzen beim Urinieren und von Darmproblemen berichtet. Dennoch steht ein operativer Eingriff bei mir immer als letzte Möglichkeit ganz unten auf der Liste.

… hoher Aggressivität:
Dieses Stadium verlangt eine aggressive Therapie, etwa eine Bestrahlung und/oder eine Hormontherapie. Obwohl auch diese Behandlungsformen unerwünschte Nebenwirkungen zur Folge haben können, ziehe ich sie auf jeden Fall einer Operation mit kompletter Entfernung der Prostata vor.

▶ **Achtung!** Eine Therapie ist immer eine sehr individuelle Entscheidung, die von Ihrem Alter, der Lebenssitution und Ihren Bedürfnissen abhängt.

Wann sich das Abwarten für Sie lohnt

Eine Krebsvorsorgeuntersuchung ist zwar sinnvoll, um Prostatatumoren frühzeitig zu erkennen. Andererseits können die Untersuchungsergebnisse zu unnötigen Therapien führen. Daher rate ich Ihnen bei wenig fortgeschrittenen Tumoren sowie geringer Bösartigkeit zu einer Strategie des Abwartens und Kontrollierens. Das bestätigt jetzt eine Studie schwedischer Mediziner, insbesondere für Männer, die älter als 65 Jahre sind.

Prostata-Karzinom: Diese Maßnahmen stehen Ihrem Arzt zur Verfügung

Erfüllen Ihre Ergebnisse diese fünf Kriterien, ist die Abwarte-Strategie für Sie erfüllt:

1. Ihr Gleason-Wert ist 6 ≤ 6 bis 70 Jahre, ≤ 7 (3 + 4) ab 70 Jahre
2. kleiner, auf die Prostata begrenzter Tumor (T1a bis T2a),
3. PSA-Wert ist ≤ 10 ng/ml bis 70 Jahre, < 15 ng/ml ab 70 Jahre
4. Maximal zwei von zwölf Gewebeproben enthalten Krebszellen.
5. Die positiven Gewebeproben bestehen höchstens zur Hälfte aus Krebszellen.

Erfüllen Sie diese Bedingungen, ist es sehr unwahrscheinlich, dass sich das Tumorgewebe innerhalb der nächsten Jahre weiter ausbreitet. Selbstverständlich müssen Sie sich regelmäßig weiterhin untersuchen lassen. Die digital-rektale Untersuchung erfolgt in den ersten zwei Jahren vierteljährlich, danach halbjährlich – ebenso die Bestimmung des PSA-Werts.

Bitte bedenken Sie: Alle Studien der vergangenen Jahre zeigen, dass die Todesrate bei denjenigen, die die Abwarte-Strategie wählten, genauso hoch war wie bei denjenigen, die sich einer Operation oder Strahlentherapie unterzogen hatten. Für beiden Gruppen lag sie innerhalb von zehn Jahren bei etwa 3 %.

▶ **Der Vorteil:** Etwa 50 bis 60 % der Patienten mit Operation oder Strahlentherapie leiden aufgrund von Nervenschäden an Impotenz oder Inkontinenz. Diese Komplikationen treten bei der „Abwarten und Beobachten"-Strategie nicht auf. Zudem entwickeln die meisten Männer mit langsam wachsenden Prostatatumoren ihr Leben lang kaum Krankheitssymptome.

Natürliche Methoden mit Anti-Krebs-Wirkung

Masturbation kann Ihr Risiko für Prostatakrebs vermindern!

Eine Studie, die im Januar 2009 im *British Journal of Urology International* veröffentlicht wurde, beleuchtet den Zusammenhang zwischen Prostatakrebs und Ejakulation genauer. Die Forscher fanden heraus, dass häufiges Masturbieren bei jungen Männern das Risiko für Prostatakrebs ansteigen lässt. Das häufige Masturbieren bei älteren Männern hingegen senkt das Risiko für Prostatakrebs.

Die Forscher erklären das damit, dass es nicht mit der Masturbation zusammenhängt, wenn das Risiko für Prostatakrebs ansteigt. Es hat bei den jüngeren Männern mit dem höheren Niveau der Sexualhormone zu tun. Sie unterliegen einem höheren Risiko, da Prostatakrebs sehr empfindlich auf Sexualhormone reagiert.

Bei Männern, die älter als 50 sind, hilft häufiges Masturbieren, die Prostatadrüsen von dem Sekret sauber zu halten. Zudem wird die Prostata durch die Ejakulationen besser durchblutet und das Sekret bleibt in Bewegung. Damit werden vermutlich auch Krebs verursachende Substanzen abgeleitet.

▶ **Mein Fazit:** Masturbation wird oftmals noch als Tabuthema behandelt. Dabei ist Selbstbefriedigung ein normaler Teil des Sexuallebens. Masturbieren hat auch positive Auswirkungen auf die Männergesundheit: Neben einer Stressverminderung hilft es, besser einzuschlafen.

Wie Walnüsse Sie vor Prostatakrebs schützen

Offensichtlich können Walnüsse nicht nur Herzproblemen entgegenwirken, sondern auch Prostatakrebs aufhalten. Das zumindest belegt eine Tierstudie, die zeigt, dass Prostatatumoren langsamer wachsen und deutlich kleiner bleiben, wenn die Versuchstiere (in diesem Fall Mäuse) Walnüsse knabberten. Erfahren Sie hier, woran das liegt und wie Sie diese Erkenntnis für sich nutzen können:

Dass Walnüsse dem Körper helfen, das schlechte LDL-Cholesterin zu senken, ist bereits aus der Herz-Kreislauf-Forschung bekannt. Das Team der Universität in Kalifornien, das bereits belegt hat, dass Walnüsse auch Entzündungen an den Blutgefäßwänden abbauen können, beobachtete nun die Wirkung von Walnüssen bei Prostatakrebs.

Ihre erstaunliche Erkenntnis: In den Versuchen waren die Tumore bei den walnussgefütterten Mäusen um 50 Prozent kleiner und entwickelten sich nur ein Drittel so schnell wie die Tumore der Kontrolltiere. Der Prostataschutz von Walnüssen liegt vermutlich in ihrer Fähigkeit, einen bestimmten Eiweißstoff abzubauen.

▶ **Mein Tipp:**
Gerade im Herbst sind Nüsse eine leckere Knabberei. Greifen Sie statt zu Chips abends lieber zu Walnüssen. Natürlich können Sie Walnüsse auch vielfältig anderweitig ergänzen: Im Müsli, im Salat oder als Snack gegen den Hunger darf es eine Hand voll zwischendurch sein.

Soja: Der Krebsschutz der Asiaten

Männer, die viel Soja essen, erkranken seltener an einem Prostatakarzinom. Zu diesem Ergebnis kommen einige Studien. Eine Übersichtsarbeit im *American Journal of Clinical Nutrition* von 2009 ergab, dass Männer, die regelmäßig unfermentierte Sojaprodukte (Tofu und Sojamilch) zu sich nahmen, ein um 26 % geringeres Risiko hatten, an Prostatakrebs zu erkranken, verglichen mit jenen, die wenig oder kein Soja aßen.

Andere Studien deuten darauf hin, dass Soja auch für Männer, die bereits an einem Prostatakarzinom erkrankt sind, nützlich sein kann (60 g Sojaprotein als Nahrungsergänzungsmittel am Tag).

▶ **Mein Tipp:**
Sojasprossen schmecken lecker über einem frischen Salat. Und auch Ihr gewohntes Öl können Sie problemlos gegen Sojaöl austauschen, das Sie in jedem Lebensmittelladen erhalten.

Wie Leinsamen Ihr Prostatakrebs-Wachstum um bis zu 40 % verringern kann

30 Gramm Leinsamen pro Tag können das Wachstum von Prostatakrebs signifikant verringern. Das zeigte eine Studie, die an der Duke University in North Carolina/USA an 160 Männern mit Prostatakrebs durchgeführt wurde. Allen stand eine entsprechende Operation bevor. Etwa einen Monat vor der Operation bekam die eine Hälfte der Studienteilnehmer täglich 30 Gramm geschroteten Leinsamen, den sie mit ihrer Nahrung oder in einem Getränk zu sich nahmen. Die andere Hälfte ernährte sich wie gewohnt weiter. Nach der Operation wurden die entfernten Tumoren untersucht.

▶ **Das Ergebnis:** Die Krebszellen der Leinsamen-Gruppe hatten sich wesentlich langsamer entwickelt als die der Vergleichsgruppe, das Tumorwachstum war durch Wirkstoffe im Leinsamen deutlich – um bis zu 40 Prozent – gebremst worden!

Die Mediziner führen den Effekt darauf zurück, dass die Omega-3-Fettsäuren im Leinsamen die Art des Zusammenschlusses von Krebszellen verändern. Ebenso wird deren Aggressivität gegenüber gesunden Zellen herabgesetzt. Hinzu kommt, dass die Lignane in der äußeren Schicht der Leinsamen die Blutversorgung der Krebszellen vermindern und Testosteron binden, was wiederum das Wachstum der Prostatakrebs-Zellen unterbindet.

Die Studie belegt die Bedeutung der Omega-3-Fettsäuren im Kampf gegen den Prostatakrebs. Weitere reichhaltige Omega-3-Fettsäuren-Quellen sind: Weizenkeime, Walnüsse, Sojabohnen, Fisch, Krustentiere und Wild.

So verringert grünes Blattgemüse Ihr Krebsrisiko

Spinat, Salat und speziell Kohlarten wie Brokkoli oder Blumenkohl und Brunnenkresse enthalten einen Wirkstoff (Indol-3-Carbinol), der nachweislich Prostatakrebs abwehren kann.

▶ **Meine Empfehlung:**
Essen Sie täglich zwei oder drei Portionen Blattgemüse. Indol-3-Carbinol gibt es auch als Nahrungsergänzungsmittel (z. B. von Fairvital).

So schützt Sie der Tomaten-Farbstoff Lycopin vor Prostatakrebs

Kennen Sie das beliebteste Getränk im Flugzeug? Es ist: Tomatensaft. Wissen Sie auch, welches Getränk auf der Erde kaum getrunken wird? Richtig: ebenfalls Tomatensaft. Wieso das so ist, hat bis heute noch niemand herausgefunden. Allerdings ist es zu bedauern, dass Tomatensaft ein solches Schattendasein führt – sollte er doch das Lieblingsgetränk aller Männer sein. Denn er kann ihr Risiko für Prostatakrebs und Prostatavergrößerung deutlich senken. Warum? Ich erkläre es Ihnen.

Lycopin ist einer der Pflanzenstoffe, der der Tomate nicht nur ihre leuchtende rote Farbe verleiht, er ist auch ein Schutzschild gegen zu viel UV-Licht, denn er ist in der Lage, die freien Radikale zu fangen, die sonst die Zellstrukturen innerhalb der Tomate vernichten würden.

Aufgrund dieser Eigenschaft erregte Lycopin bei Wissenschaftlern Interesse – sie vermuteten in ihm einen neuen Schutzstoff gegen Sonnenbrand. Und tatsächlich: Menschen, die jeden Tag Tomatensaft trinken oder auf anderem Wege reichlich Lycopin zu sich nehmen, reduzieren die Empfindlichkeit ihrer Haut gegen UV-Licht gegenüber um 30 %.

4 Tomatengerichte pro Woche schützen Sie vor Prostatakrebs

Bei diesen Studien, zum Beispiel an der *Universität Düsseldorf* im Jahr 2006, fiel aber noch eine zweite interessante Fähigkeit von Lycopin auf: Es schien, als würde sich Lycopin auch positiv auf die Prostata-Gesundheit von Männern auswirken. Wissenschaftler aus aller Welt befassten sich nach und nach mit diesem Tomateninhaltsstoff und entdeckten Erstaunliches. So fanden Forscher der *Harvard-Universität in Boston/USA* heraus, dass

Natürliche Methoden mit Anti-Krebs-Wirkung

Tomaten-Mahlzeiten vor Krebs schützen. Sie hatten über 47.000 Männer zwölf Jahre lang beobachtet. 2.500 von ihnen waren in dieser Zeit an Prostatakrebs erkrankt. Als die Wissenschaftler sich die Ernährungsaufzeichnungen der Studienteilnehmer genauer ansehen, stellten sie fest, dass diejenigen, die vier Tomatengerichte pro Woche verzehrten, ein um 25 % niedrigeres Risiko für diesen Krebs aufwiesen.

So erhöhen Sie die Bioverfügbarkeit von Lycopin

Wenn Sie nun davon ausgehen, dass es ausreicht, jeden Tag eine oder zwei Tomaten zu essen, um sich mit genügend Lycopin zu versorgen und so Ihre Prostata zu schützen, liegen Sie leider falsch. Denn gerade in Tomaten ist Lycopin an andere Bestandteile der Pflanzenzellen gebunden. Mit dem Verzehr von Tomaten nehmen Sie daher nur 5 % des eigentlich in der Tomate vorhandenen Lycopins auf. Allerdings gibt es einige Tricks, wie Sie die Bioverfügbarkeit des Lycopins erhöhen.

▶ **Ziehen Sie sich Ihre Tomaten möglichst selbst.** Für zwei Tomatenpflanzen ist auch auf dem kleinsten Balkon Platz. Achten Sie darauf, dass Sie die roten Früchte möglichst spät ernten – sie sollten fast schon überreif sein. Dann ist ihr Gehalt an Lycopin besonders hoch.

▶ Wenn Sie keine Tomaten selbst züchten können, kaufen Sie lieber **Dosentomaten** als Frischware. Denn die Tomaten aus der Dose weisen einen rund doppelt so hohen Lycopingehalt auf. Der Grund: Frische Tomaten werden häufig viel zu früh geerntet. Sie reifen zwar noch nach, bilden in dieser Zeit jedoch kein Lycopin mehr.

▶ **Kochen und pürieren Sie die Tomaten.** Genießen Sie sie beispielsweise als Suppe. So erhöhen Sie die Bioverfügbarkeit des Lycopins auf gut 30 %, da es von den Zellen der Tomate gelöst wird.

▶ Noch besser ist es, wenn Sie die Tomaten gekocht und **mit etwas Fett vermischt** zu sich nehmen. Denn Lycopin ist fettlöslich: Ihr Körper kann es mit Fett oder Öl also noch besser aufnehmen. Bereiten Sie also Pizza, Nudelsoße oder auch Suppen immer mit ein paar Tropfen Olivenöl zu. Dieses hat zudem den Vorteil, dass es Vitamin E enthält, wodurch das Lycopin noch wirksamer wird.

▶ Die Zubereitung mit Öl ist vor allem wichtig, wenn Sie das Tomatengericht anschließend hohen Temperaturen (über 100 °C) aussetzen. Das ist immer dann der Fall, wenn Sie Pizza backen, aber auch wenn Sie Aufläufe mit Tomaten zubereiten. Denn bei so hohen Temperaturen wird das Lycopin in seiner chemischen Struktur verändert. Es ist dann durch das starke Erhitzen noch wirksamer. Das Öl wiederum verstärkt diese Wirksamkeit noch einmal.

Einen optimalen Prostataschutz erreichen Sie schon mit 10 bis 15 mg Lycopin pro Tag. Schon mit 200 ml Tomatensaft oder 250 g Wassermelone haben Sie Ihren Tagesbedarf gedeckt.

▶ **Mein Tipp:**
Es gibt auch Präparate, die Lycopin enthalten – in der oben erwähnten Studie wurde mit solchen Präparaten gearbeitet. Achten Sie darauf, dass das Präparat mindestens 10 mg Lycopin enthält.

Oft gepriesen, jetzt aktuell bestätigt: Granatapfel wirkt tatsächlich gegen Prostatakrebs

Im Juni 2011 fand der weltweit bedeutendste Krebskongress der *American Society of Clinical Oncology (ASCO)* statt. Ein Schwerpunkt war die Behandlung von Prostatakrebs. Richtungweisend und besonders aufsehenerregend ist eine Studie, die die Wirksam-

Natürliche Methoden mit Anti-Krebs-Wirkung

keit des Granatapfels bei Prostatakrebs nachweist. Warum der Granatapfel tatsächlich ein effektiver Krebsschutz ist, verrate ich Ihnen hier.

In der vorgestellten Studie (Paller et al., 2011) wurden 104 Prostatakrebspatienten, die im Schnitt an einem Prostatakrebs von mittlerer Aggressivität (Gleason-Score 7) litten, mit Granatapfel-Extrakt behandelt. Dann wurde der Wert des prostataspezifischen Antigens (PSA-Wert) bzw. die Verdopplung des Werts im Laufe der Zeit beobachtet.

Dabei gilt als Richtgröße: Je langsamer der PSA-Wert, der wichtigste Tumor- und Verlaufsmarker bei Prostatakrebs, ansteigt, desto länger ist – so die Erfahrung – die Lebenserwartung.

▶ **Das erfolgversprechende Ergebnis:** Die tägliche Einnahme von Granatapfel-Extrakt über sechs Monate verlängerte den Verdopplungszeitraum des PSA-Werts von 11,9 auf 18,5 Monate! Bei der Hälfte der Teilnehmer verdoppelte sich diese Zeitspanne sogar.

> ▶ **Mein Tipp:**
> In der Studie nahmen die Teilnehmer täglich 570 mg Granatapfel-Polyphenole (als Saftkonzentrat) ein. Wenn Sie ein hochwertiges Granatapfel-Produkt suchen, ist es ratsam, nur solche in Ihre Auswahl einzubeziehen, auf denen die Menge der gesamten oder speziellen Polyphenole angegeben ist. Apotheken sind eine gute Anlaufstelle für Sie.

Warum kann der Granatapfel so kraftvoll wirken?

Der Granatapfel enthält hohe Mengen antioxidativer sekundärer Pflanzenstoffe: die Polyphenole. Polyphenole sind aromatische Verbindungen, die in Pflanzen als Farbstoffe (Flavonoide, Anthocyane), Geschmacksstoffe und Tannine vorkommen.
Die Polyphenole wirken antioxidativ, das heißt, sie fangen zellschädigende freie Sauerstoffradikale ab. Diese verursachen unter anderem Krebs. Granatapfelsaft enthält 0,2 bis 1,0 % Polyphenole: mehr als Blaubeeren, Cranberrys, grüner Tee oder Rotwein.

Granatapfel wirkt mit diesem hohen Polyphenolanteil gleich dreifach:

- ▶ Er senkt die Spiegel des prostataspezifischen Antigens.
- ▶ Er hemmt das Wachstum von Prostatakrebszellen.
- ▶ Er verursacht deren Apoptose – also den programmierten Zelltod.

Kaffee: 60 % höherer Schutz vor Prostatakrebs

Kaffee ist für viele Menschen nicht nur ein Getränk, sondern ein Lebenselixier. Nun haben Forscher herausgefunden, dass Kaffee das Risiko eines aggressiven Prostatakarzinoms senken kann. In einer Studie an 48.000 männlichen Angestellten des amerikanischen Gesundheitswesens hatten diejenigen, die am meisten Kaffee tranken (sechs oder mehr Tassen pro Tag), ein um 60 % niedrigeres Risiko, ein fortgeschrittenes oder tödliches Prostatakarzinom zu bekommen, als jene, die keinen Kaffee tranken.

Schon eine bis drei Tassen Kaffee pro Tag senkten das Risiko um 30 %. Dabei war es unerheblich, ob es sich um normalen oder koffeinfreien Kaffee handelte.

Dieser mögliche Nutzen des Kaffees ist „biologisch plausibel", sagen Harvard-Forscher, da Kaffee die Blutzuckerkontrolle verbessert, eine antientzündliche und antioxidative Wirkung hat

sowie die Spiegel der Geschlechtshormone beeinflusst.
All diese Faktoren spielen eine Rolle beim Fortschreiten einer
Prostatakrebserkrankung.

Waum grüner Tee prostatagesund ist

Außerdem ist grüner Tee gesund für Ihre Prostata. Wissenschaftler der Kingston University in London (UK) haben aktuell herausgefunden, dass grüner und auch weißer Tee eine positive Auswirkung auf den Testosteronspiegel haben. Woher dieser Effekt rührt? Hier die Ergebnisse der Studie:

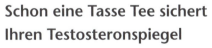

Urheber: pakhnyushchyy

Die Forscher haben entdeckt, dass grüner und weißer Tee sogenannte **Catechine** enthält. Das sind Gerbstoffe, welche die Bildung eines bestimmten Enzyms (Enzym UGT2B17) verhindern. Dieses Enzym fördert die Ausscheidung von Testosteron über den Urin. Wird es gehemmt, verlässt weniger Testosteron Ihren Körper.

Schon eine Tasse Tee sichert Ihren Testosteronspiegel

Nach den Untersuchungen der Wissenschaftler blockiert bereits der Genuss einer starken Tasse grünen Tees die Abgabe

Grüner Tee ist in der traditionellen chinesischen Medizin verbreitet. Er soll dank der antioxidativen Wirkung der Inhaltsstoffe als Vorbeugung gegen einige Tumorerkrankungen und gegen degenerative Gefäßerkrankungen wirksam sein.

des Sexualhormons und steigert dadurch auch den natürlichen Testosterongehalt. Je mehr Testosteron, desto besser ist Ihre Prostata geschützt.

> **Mein Tipp:**
> Wenn Sie Teeliebhaber sind, trinken Sie vor allem grünen und weißen Tee. Er schmeckt sowohl heiß als auch kalt – Sie können ihn also im Sommer auch als Erfrischung nutzen.

Aspirin hilft, wenn Sie ein erhöhtes Krebsrisiko haben

Aspirin® ist ein bewährtes Mittel gegen Schmerzen, Kopfweh und Fieber. Zudem beugt es Herzinfarkten und Schlaganfällen vor. Weniger bekannt ist, was Dr. Mario Capecchi, Physiologe und Nobelpreisträger 2007 in Salt Lake City/USA, empfiehlt.

In seiner in der Fachzeitschrift *The Lancet* publizierten Studie wies er nach, dass 75 mg Aspirin® pro Tag (entspricht einer niedrigen Dosierung) die Todesfallrate durch Krebs enorm senkt. Prof. Capecchi empfiehlt allen, die beispielsweise aufgrund ihrer Familienhistorie eine hohes Krebsrisiko haben, täglich 75 mg Aspirin® vorbeugend einzunehmen.

▶ **Doch Vorsicht:** Aspirin® kann erhebliche unerwünschte Nebenwirkungen wie innere Blutungen, Sodbrennen, Kopfschmerzen und Übelkeit hervorrufen. Ehe Sie sich also zur vorbeugenden Einnahme dieses Medikaments entschließen, sollten Sie unbedingt Ihren Arzt um sein Okay bitten.

So wird die Rückkehr des Prostatakrebses gestoppt

Laut Prof. Dr. Kevin S. Choe von der Universität Chicago/USA, verringert die Einnahme von gerinnungshemmenden Wirkstoffen, wie Aspirin®, das Risiko, dass Krebszellen nach einer Strahlenbehandlung von Prostatakrebs wieder zurückkehren.

Seine Studie zeigt: Nach vier Jahren kehrte bei nur 9 % der Männer, die Gerinnungshemmer eingenommen hatten, der Krebs zurück. Bei den Männern, die überhaupt keine Gerinnungshemmer eingenommen hatten, kam der Krebs häufiger (22 %) zurück.

Genießen Sie Rotwein in Maßen und trinken Sie den Prostatakrebs weg

Vielleicht gibt es einen Grund mehr, ab und zu ein Glas Rotwein zu trinken. Nach den Ergebnissen einer Studie, die im Wissenschaftsmagazin *International Journal of Cancer* vorgestellt wurde, kann Rotwein ein Faktor sein, um das Risiko für Prostatakrebs zu reduzieren.

Wein, insbesondere Rotwein, hat eine relativ hohe Konzentration an Flavonoiden und Resveratrol. Diese sekundären Pflanzenstoffe haben eine antioxidative Wirkung und schützen deshalb vermutlich auch vor Krebs. Einfluss auf die Entstehung von Prostatakrebs hat laut einer aktuellen Studie vor allem die Menge an Rotwein, die getrunken wurde: Je mehr Rotwein konsumiert wurde, desto mehr sank das Risiko für Prostatakrebs.

Eine Reduzierung des Risikos machte sich bei den Männern bemerkbar, die pro Woche mindestens vier Gläser Rotwein tranken. Diese Menge ist auch im Rahmen der derzeit geltenden Richtlinien unbedenklich: Männern wird demnach empfohlen, nicht mehr als zwei Gläser Wein zu sich zu nehmen.

Nicht vergessen: Bewegung und Gewichtskontrolle

Trainieren Sie 30 bis 60 Minuten täglich an vier bis fünf Tagen in der Woche. Idealerweise sollten Sie leichtes Ausdauertraining wie Joggen, Nordic Walking, Schwimmen oder Radfahren mit Krafttraining (Hanteln, Seilzug-Kraftmaschinen) verbinden. Streben Sie Ihr Normalgewicht an.

Sport und Bewegung helfen nicht nur zur Prävention, Studien bestätigen, dass Menschen, die eine Krebsdiagnose erhalten haben und Sport treiben, sich besser fühlen und auch den Verlauf der Krankheit erträglicher gestalten konnten. Das kann daran liegen, dass durch sportliche Aktivitäten die allgemeine Gesundheit gestärkt wird sowie auch das Gefühl und das Zutrauen zum eigenen Körper verbessert werden.

Auch mit den folgenden drei Tipps bringen Sie mehr Aktivität in Ihren Alltag:

1. **Kleine Veränderungen im Alltag.** Sie können ganz einfach ein bisschen Bewegung in Ihr tägliches Leben bringen. Benutzen Sie beispielsweise statt der Rolltreppe oder des Fahrstuhls die Treppe. Oder erledigen Sie kleine Einkäufe mit dem Fahrrad bzw. zu Fuß.

2. **Ein Verdauungsspaziergang nach dem Mittagessen.** Mit einem kurzen Spaziergang an der frischen Luft regen Sie nicht nur die Verdauung an.

3. **Sport mit Familie und Freunden.** Fußball spielen mit Freunden oder Gymnastik im Sportverein ist nicht nur gesellig, sondern auch gut für Ihre Gesundheit.

Die große Kontroverse: „Vitamin E und Prostatagesundheit"

Zum Hintergrund: Forscher der Cleveland-Klinik in Toronto haben von 2001 bis 2008 die „Selenium and Vitamin E Cancer Prevention Trial" (SELECT-Studie, die untersucht, ob die Gabe von Selen und Vitamin E Krebs verhindern kann) durchgeführt, die bis dato größte Krebspräventions-Studie aller Zeiten. Die Studie mit mehr als 35.000 Männern über 55 Jahren zeigte bei einer zweiten Auswertung Ende 2011: Die Einnahme von Vitamin E führt zu einem 17 % höheren Risiko, an Prostatakrebs zu erkranken. Stimmt das wirklich? Ich gehe die kritischen Punkte Schritt für Schritt für Sie durch.

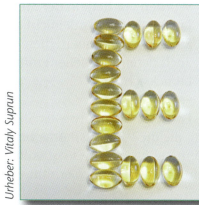

Urheber: Vitaly Suprun

1. **Welches Vitamin E wurde von den 35.000 Männern eingenommen: natürliches, komplettes Vitamin E oder künstlich hergestelltes Vitamin E?**
Vitamin E ist ein Sammelbegriff für verschiedene chemisch sehr ähnliche Verbindungen. Unter diesen ist das natürlich vorkommende RRR-alpha-Tocopherol die wirksame Form. Es hat die höchste Bio-Verfügbarkeit, wird also am besten von Ihrem Körper aufgenommen. Der Körper kann es zu 100 % verwerten. Die SELECT-Studienteilnehmer jedoch erhielten ein Präparat mit künstlich hergestelltem Vitamin E (rac-alpha-Tocopherolacetat). Diese künstliche Variante ist für den Körper nicht – oder nur sehr schlecht – verwertbar. Welchen Einfluss diese und ihre möglichen Stoffwechselprodukte auf den Organismus haben, ist derzeit noch völlig unbekannt.

2. **Haben alle Studienteilnehmer die gleiche Dosierung genommen?**
Die Studienteilnehmer nahmen täglich entweder nur ein Vitamin-E-Präparat, nur ein Selenpräparat, beide Präparate oder ein Placebo ein. In der Vitamin-E-Gruppe erhielten alle Studienteilnehmer 400 I.E. der synthetischen Form von Vitamin E.

3. **Wurden vor Beginn der Studie Gesundheitstests erhoben?**
Ja, aber leider wurde nicht erhoben, welche Medikamente die Studienteilnehmer in dieser Zeit genommen hatten. Somit ist auch deren möglicher Einfluss auf die Gesundheit nicht berücksichtigt.

▶ **Fazit:** Die Ergebnisse der Studie haben viele Fragen aufgeworfen, die die Wissenschaftler bis dato noch nicht beantworten können. Beispielsweise ist völlig unklar, auf welche Weise Vitamin E das Krebsrisiko erhöht.

Zudem trifft das Ergebnis nur auf synthetisches Alpha-Tocopherol zu. Dass Präparate mit Vitamin E aus natürlichen Quellen das Risiko für Prostatakrebs steigern, ist wissenschaftlich somit nicht belegbar.

Dazu kommt: Die Studienteilnehmer erhielten das Zwanzigfache der empfohlenen Tagesdosis.

Das heißt: Unter diesen extremen Bedingungen – also synthetisches Vitamin E und die extrem hohe Dosis – stieg die Wahrscheinlichkeit einer Erkrankung um 17 %.

> **Mein Tipp:**
> Das Bundesinstitut für Risikobewertung schlägt eine Tagesdosis von höchstens 15 Milligramm für die Vitamin-E-Aufnahme in Form von Nahrungsergänzungsmitteln vor, was etwa 22 I.E. entspricht. Wenn Sie sich an diese Dosis halten und außerdem darauf achten, dass Sie die natürliche Form des Vitamin E einnehmen, gehen Sie kein Risiko ein. Natürliches Vitamin E wird aus Weizenkeimen oder Soja hergestellt.

Finger weg von diesen gefährlichen Krebs-Diäten!

Gerade Männer, die an Prostatakrebs erkrankt sind, klammern sich an oft gepriesene, speziellen Ernährungsformen. Aber Vorsicht: Solche Mittel und Therapien sind häufig nicht nur unwirksam, Schlimmstenfalls können sie Ihre Gesundheit ernsthaft bedrohen und großen Schaden anrichten. Prostatadiäten, die zur Unterstützung einer Krebstherapie gedacht sind, richten mehr Unheil an, als sie helfen. Dennoch werden bestimmte Ernährungsformen immer wieder empfohlen. Ich gebe Ihnen dazu folgenden Rat:

▶ **Krebskur total (nach Breuss):** Es handelt sich um eine Fastenkur, die 42 Tage lang dauert. Sie dürfen während dieser Zeit nur Saft zu sich nehmen, und zwar den von roten Rüben, Sellerie, Rettich und Kartoffeln. Die Idee hinter dieser Ernährungsform ist, dass Krebs sich von festen Speisen ernährt und aus diesen die Kraft zum Wachstum zieht. Daher sind solche Speisen verboten. Diese Diät ist hochgradig gefährlich. Nicht nur, dass es keine wissenschaftlichen Erkenntnisse gibt, die sie untermauern, sie schwächt nicht den Krebs, sondern Sie als Krebspatienten – und Sie brauchen Ihre ganze Kraft für Ihre Genesung.

▶ **Leupold-Diät:** Sie ernähren sich zuckerarm und stärkereduziert. Dazu wird Ihnen dann Insulin gespritzt. Durch diese Senkung des Blutzuckerspiegels kommt es zu einer bedenklichen Unterzuckerung.

▶ **Budwig- oder auch Öl-Eiweiß-Diät:** Im Mittelpunkt dieser Ernährung steht eine Mischung aus Leinsamen und Nüssen, die zusammen mit Quark zu einem Brei verquirlt werden. Dieser Brei hat eine bestimmte Fettzusammensetzung. Außerdem dürfen Sie Obst-, Sauerkraut- und Gemüsesäfte trinken. Durch diese Nahrungszusammenstellung ist die Ernährung sehr unausgewogen und daher allgemein nicht, für Krebspatienten aber erst recht nicht zu empfehlen.

▶ **Makrobiotische Ernährung:** Sie ist in sieben Stufen unterteilt. Die erste Stufe entspricht einer normalen und ausgewogenen Vollwertkost. Für Krebspatienten wird aber die 7. Stufe dieser Ernährungsform empfohlen. Dabei handelt es sich um eine Ernährung, die nur aus Getreideprodukten besteht und auch die Flüssigkeitsaufnahme strikt einschränkt. Dadurch ist sie zu einseitig und nicht empfehlenswert. Zudem geht die Makrobiotik mit der Philosophie einher, dass sie alle Krankheiten, einschließlich Krebs, heilen kann – Arzneimittel, Operationen und Bestrahlungen lehnt sie ab. Es werden also Behandlungsformen abgelehnt, die für Sie unter Umständen lebensrettend sein können.

▶ **Krebs-Diät:** Es handelt sich um eine vegetarische Ernährung. Angereichert wird sie mit den Vitaminen C, A, B und E, zudem mit Enzymen aus der Bauchspeicheldrüse. Darüber hinaus erhalten Sie eine Substanz, die auch in Aprikosenkernen vorkommt: das Amygdalin (blausäurehaltig!). Im Rahmen von Studien konnte kein Erfolg dieser Diät nachgewiesen werden – dafür aber kam es häufig zu Blausäurevergiftungen.

Wenn die Entscheidung „OP" lautet: So bereiten Sie sich optimal darauf vor

Ist bei Ihnen ein operativer Eingriff unumgänglich, haben Sie vermutlich auch ein ungutes Gefühl. Unter Umständen wissen Sie nicht, wie Sie sich darauf vorbereiten sollen, etwa ob Sie bestimmte Medikamente vor der Operation absetzen sollen, ob und wie lange Sie vor dem Eingriff noch etwas essen dürfen oder wie Sie sich verhalten sollen, wenn Ihnen der Klinikarzt etwas ganz anderes erzählt als zuvor der Hausarzt. Daher habe ich Ihnen hier die wichtigsten Ratschläge zusammengestellt, die Ihnen helfen, mit mehr Ruhe durch die Kliniktür zu gehen:

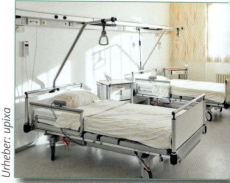

Urheber: upixa

Grundsätzlich lautet mein Rat für Sie zu widersprüchlichen ärztlichen Angaben: Haken Sie unbedingt nach! Bitten Sie die beiden Ärzte, sich miteinander in Verbindung zu setzen und die widersprüchlichen Aussagen abzuklären. Verlangen Sie eine gleich lautende gemeinsame schriftliche Empfehlung!

Medikamente und Nahrungsergänzungsmittel

▶ **Das ist wichtig!** Wenn Sie ein Medikament zur Blutverdünnung einnehmen (z. B. Marcumar®, Aspirin®), setzen Sie es bitte fünf oder mehr Tage vor dem Eingriff ab. Speziell bei größeren Eingriffen besteht durch die Blutverdünner die Gefahr größerer und schlecht stillbarer Blutungen.

Doch auch bei kleineren Operationen wie der Entfernung einer Wucherung werden Sie möglicherweise Ihren Medikamentenfahrplan ändern müssen.

▶ **So machen Sie es ganz richtig!** Wenn Ihr Operationstermin feststeht, fragen Sie Ihren Arzt, welche Medikamente und Nahrungsergänzungsmittel Sie in Vorbereitung auf den Eingriff absetzen sollen. Lassen Sie sich das schriftlich geben, und fragen Sie genau, welche Medikamente Sie ab welchem Tag nicht mehr einnehmen sollen. Informieren Sie Ihren Arzt zudem über eventuelle chronische Erkrankungen, wie Diabetes, Herzleiden oder Allergien.

Gehen Sie niemals davon aus, dass Ihr Chirurg weiß, was Sie an Medikamenten einnehmen. Teilen Sie es lieber einmal mehr als zu wenig mit!

▶ **Achtung!** Denken Sie auch an dieses Verbot, wenn Sie – vielleicht gedankenlos – zu einer Kopfschmerztablette greifen. Häufig ist Acetylsalicylsäure (z. B. wie in Aspirin®) auch in Kombinationspräparaten enthalten. Fünf Tage vor einer Operation dürfen Sie diese nicht mehr einnehmen. Denn so lange dauert es, bis die blutverdünnende Wirkung der Acetylsalicylsäure in Ihrem Körper abgeklungen ist.

Zusätzliche Medikamente vor der Operation

▶ **Das ist wichtig!** Häufig verschreibt Ihnen der Arzt im Krankenhaus ein oder mehrere Medikamente, die Sie zur OP-Vorbereitung einnehmen sollen, beispielsweise ein Antibiotikum (um Infektionen vorzubeugen) oder Antikoagulantien (um einer Thrombose vorzubeugen).

▶ **So machen Sie es ganz richtig!** Warten Sie nicht, bis der Arzt Ihnen die Präparate nennt, fragen Sie ihn bereits im Vorfeld danach, etwa dann, wenn er Ihnen den OP-Termin mitteilt.

Lassen Sie sich die Namen der Medikamente und die Einnahmeempfehlungen schriftlich geben!

Wenn die Entscheidung „OP" lautet: So bereiten Sie sich optimal darauf vor

Ernährung

▶ **Das ist wichtig!** Bei vielen Operationen dürfen Sie einen Tag oder mehrere Stunden vor dem Eingriff nichts mehr essen und/oder trinken. Das ist unter anderem deshalb erforderlich, um einem Erbrechen und damit der Gefahr des Erstickens vorzubeugen.

▶ **So machen Sie es ganz richtig!** Sobald Ihnen Tag und Stunde der Operation bekannt sind, lassen Sie sich von Ihrem Arzt einen Zeitplan geben, wann Sie zum letzten Mal vorher etwas essen dürfen und ab wann Sie gänzlich nüchtern bleiben müssen – also auch nichts mehr trinken dürfen. Wird Ihnen nichts anderes mitgeteilt, gilt die Regel: Leichte Kost bis 6 Stunden vor einem Eingriff, am Abend vorher Tee oder Wasser bis ca. 22 Uhr. Dann sollte auch – nur wenn unbedingt nötig – die letzte Zigarette geraucht sein.

▶ **Achtung!** Verzichten Sie in der Woche vor einer Operation auf den Genuss von Alkohol, er beeinträchtigt Ihre Leberfunktion. Lassen Sie auch die Finger von Zigaretten, auch wenn Ihnen das besonders schwerfällt. Ihre Lungenfunktion wird durch Nikotin deutlich geschwächt. Nutzen Sie doch die Operation und die postoperativen Tage im Krankenhaus, um sich das Rauchen abzugewöhnen. Vielleicht hilft Ihnen hier zusätzlich ein Nikotinpflaster.

Bleiben Sie wortwörtlich gesund

▶ **Das ist wichtig!** Halten Sie sich – im wahrsten Sinne des Wortes – gesund. Ein leichter Schnupfen ist für Ihren Narkosearzt tolerabel, mehr aber auch nicht.

▶ **So machen Sie es ganz richtig!** Vermeiden Sie den Kontakt mit wissentlich Erkrankten. Und halten Sie sich von großen Menschenmengen fern. Hier steigt nämlich das Ansteckungsrisiko für alle Tröpfcheninfektionen.

Hat es Sie doch erwischt, kurieren Sie Ihre Krankheit etc. aus. Beenden Sie lieber etwas früher als sonst die Selbstmedikationsversuche, und suchen Sie Ihren Arzt auf.

Sollte eine Erkrankung noch nicht ausgeheilt sein, verschieben Sie besser die Operation, als die „Restsymptome" vor Ihrem Arzt zu bagatellisieren.

Vorsicht bei Sonnenbestrahlung!

▶ **Das ist wichtig!** Sonnenbestrahlung verschlechtert die Wundheilung und ganz allgemein den Immunstatus.

▶ **So machen Sie es ganz richtig!** Meiden Sie intensive Sonnenstrahlung in den Tagen vor einer geplanten Operation.

▶ **Achtung!** Ein Solariumbesuch wirkt sich übrigens genauso negativ aus wie die „echte" Sonne.

Wie Sie eine kleine Schlinge nach einer Prostata-OP vor Inkontinenz bewahrt

Wenn Sie sich einer Prostata-OP unterziehen müssen, gilt Ihre größte Sorge vermutlich einer möglichen Inkontinenz nach dem Eingriff. Was bis dato nicht in den Griff zu bekommen war, löst jetzt eine kleine Schlinge.

Dabei wird direkt beim Nachweis einer Inkontinenz nach der Prostataoperation eine kleine Schlinge aus gewebefreundlichen Kunststoffnetzen um die Harnröhre gelegt, die mit einer Stellschraube versehen ist. Der Vorteil daran: Das neue Schlingensystem kann an die jeweilige Spannung der Harnröhre angepasst werden – ein unkontrolliertes Austreten von Urin ist damit Geschichte.

Zwei Tage nach dem Anlegen wird das System feinjustiert: Sie müssen husten, gleichzeitig wird die Stellschraube enger gedreht, bis von allein kein Harn mehr austritt. Dann wird die Schraube entfernt.

Prof Dr. Klaus Höfner, Urologe am Evangelischen Krankenhaus in Oberhausen, berichtet, dass 70 % der behandelten Patienten keinerlei Inkontinenzprobleme nach dem Eingriff mehr hatten und weitere 10 % eine deutliche Verbesserung verspürten.

So erholen Sie sich nach einer Prostata-Operation schnell und nebenwirkungsfrei

Eine Prostata-OP ist ein Eingriff in den Körper, nach dem Sie sich genügend Zeit lassen sollten, sich zu erholen. Auch wenn es vielen Männern schwerfallen wird, kürzer zu treten: Der Gesundheitszustand und der Heilungsprozess fordern keine Ungeduld, sondern Zeit. Es gibt kein genaues Zeitschema, nach dem ein Heilungserfolg bemessen werden kann. In großem Maße hängt das von der individuellen Verfassung und dem Gesundheitszustand ab. Auch auftretende Komplikationen nach der Operation beeinflussen den Heilungsprozess. Wenn Sie Geduld beweisen und sich selbst Zeit zur Genesung lassen, werden Sie nach spätestens drei Monaten den Erfolg spüren, sich fit fühlen und wissen, dass sich alles gelohnt hat.

Was ist mit der Blase?

Die Symptome können in den ersten Wochen nach der Operation die gleichen sein wie davor. Teilweise stellt sich sogar eine Verschlimmerung ein, was aber nicht heißt, dass die Operation völlig misslungen ist, sondern dass Sie noch nicht gesund sind. Geben Sie sich ungefähr sechs Wochen für die Heilungsdauer. Der bisherige häufige Harndrang fällt weg, und Sie können sich wieder an einen normalen Harndrang gewöhnen. Lassen Sie sich Zeit, und haben Sie Geduld, dann werden Sie schon bald keinen Gedanken mehr an Ihre Harnblase verschwenden.

Die Medikamente nach der Operation

Wenn Sie aus dem Krankenhaus entlassen werden, werden Sie wahrscheinlich immer noch Antibiotika einnehmen müssen. Auch wenn Sie sich schon besser fühlen: Setzen Sie die Medikamente nicht ab, sondern nehmen Sie sie bis zum Ende durch, sonst könnten Bakterien übrig bleiben, die sich dann erneut vermehren und zum Ausbruch kommen, wenn Sie meinen, bereits wieder geheilt zu sein.

So verläuft der Erholungsprozess nach einer offenen Prostatektomie

Nach einer offenen Prostatektomie haben Sie im Unterbauch Operationsnähte – und natürlich bekommen Sie Instruktionen, was Sie machen dürfen und was nicht. Wenn Sie aus der Vollnarkose aufwachen, werden Sie noch müde sein und auf Ihre Wunden achten. Ihr Verband wird jeden zweiten Tag gewechselt werden. Nach dem Entfernen der Operationsnähte ist es wichtig, dass Sie keinen großen Druck auf die Narbe und die umliegenden Muskeln ausüben. Daher sind bestimmte Bewegungen tabu:

- ▶ Stehen Sie immer langsam auf. Rutschen Sie vor bis zur Stuhlkante, und erheben Sie sich erst dann.
- ▶ Heben Sie nicht zu große Lasten. Sogar ein voller Wasserkessel kann zu schwer sein. Achten Sie auf leichte Dinge, die Sie tragen oder heben.
- ▶ Ihre gewohnten Aktivitäten kommen erst langsam wieder zurück. Nehmen Sie das auch so an.
- ▶ Denken Sie immer an Ihren Gesundheitszustand, und überfordern Sie sich nicht.
- ▶ Wenn Sie irgendein Unwohlsein bei einer Tätigkeit empfinden, hören Sie sofort damit auf.

Nach dem Entfernen der Operationsfäden sollten Sie sehr vorsichtig sein. Mindestens sechs Wochen dauert die vollständige Ausheilung der Wunde und sogar mehrere Monate, bis die Bauchmuskeln ihre Kraft wieder erlangt haben.

Wie sich der Erholungsprozess nach allen anderen Operationsmethoden gestaltet

Bei den anderen Formen der Behandlung weist Ihr Körper keine Operationsanzeichen wie zum Beispiel eine Narbe auf. Die Gefahr: Zu leicht könnten Sie vergessen, dass Sie operiert wurden. Aber jeder Eingriff in den Körper stellt eine große Belastung dar, und Sie werden selbst bemerken, wie viel Zeit vergeht, bis Sie sich wirklich davon erholt haben. Während des Krankenhausaufenthaltes bemerkt man gar nicht, wie sehr man geschont wird. Aber sobald man zu Hause ist, neigt man dazu, wieder alten Lieblingsbeschäftigungen nachzugehen und sich schnell zu verausgaben. Der Heilungsprozess ist allerdings noch lange nicht abgeschlossen, und es ist nicht ratsam, zu früh mit anstrengenden Aktivitäten zu beginnen. Geben Sie sich lieber ein wenig Zeit, und arbeiten Sie mit Geduld an der Heilung, um bald wieder Kräfte zu sammeln.

▶ **Mein Tipp:**
Wichtig ist ein eher weicher als harter Stuhl, der zwischen den Gesäßbacken Druck erzeugen kann.

Generell gilt: Viel trinken!

Es ist gleichgültig, welche Art von Prostataoperation Sie hinter sich haben, in jedem Fall müssen Sie im Anschluss ganz viel Flüssigkeit zu sich nehmen. Am besten sind etwa drei Liter täglich. Auch wenn Sie diese Mengen nicht mehr gewöhnt sind, weil Sie in der Vergangenheit wegen des starken Harndrangs eher weniger getrunken haben, ist es ratsam, mehr Flüssigkeit aufzunehmen, um die Prostata zu stärken und wieder einen normalen Rhythmus herzustellen. Außerdem werden durch die Flüssigkeitsmenge die Infektionsgefahr und die Reizung der

Harnblase gemindert. Die hohe Flüssigkeitszufuhr unterstützt zudem die Ausscheidung von kleineren Wundschorf- und Blutpartikeln, die sich nach sechs bis acht Wochen von der Wunde lösen werden.

Wie es um die Kontrolle der Blasenfunktion steht

In der Regel verlaufen Prostata-Operationen und die darauf folgende Heilung problemlos. Kurz nach der Operation ist die Harnröhre meist geschwollen, was Schmerzen bereiten kann und zum Teil ein Zusammenziehen der Harnmuskeln zur Folge hat, wodurch der Urin nur sehr langsam und mit Unterbrechungen abfließt.

Auch das Wundbett in dem Gewebe, das die Harnröhre umschließt, kann die Tätigkeit der umliegenden Muskeln beeinträchtigen und zu einem langsamen Harnabfluss sowie ständigem Harnträufeln führen. Diese Probleme verschwinden jedoch, sobald die Schwellungen abgeklungen sind und die Wunde verheilt ist. Das geschieht meist innerhalb von zwei Wochen. Rechnen Sie einfach damit, dass Ihre Harnblase bis zu sechs Wochen nach der Operation ungewöhnliche Reaktionen zeigt.

> ### Wann Sie Ihren Arzt aufsuchen sollten
> In jedem Fall rate ich Ihnen, Ihren Arzt aufzusuchen, wenn Sie folgende Symptome bemerken:
> ▶ generelle Schmerzen,
> ▶ dunkelrotes Blut im Urin,
> ▶ Blutgerinnsel,
> ▶ große Wundschorfe nach der Operation.

So trainieren Sie Ihre Harnblase

Am besten ist es, wenn Sie Ihre Harnblase darauf trainieren, größere Harnmengen über längere Zeit zurückzuhalten – ohne Schmerzen. Mit diesem Training helfen Sie sich selbst dabei, den Harndrang über Nacht zu verringern. Notieren Sie sich die Häufigkeit des Wasserlassens und die ausgeschiedene Urinmenge. Das können Sie mit Messbechern bestimmen, die Sie in jedem Supermarkt bekommen. Solange Sie Ihre Blase trainieren, sollten Sie Buch führen, damit Sie einen besseren Überblick über den Genesungsprozess bekommen. Im Laufe der Zeit werden Sie sich wohl daran gewöhnt haben, beim geringsten Druck in der Blase Wasser zu lassen. Nach der Operation ist es Zeit, sich wieder zu entwöhnen und die Abstände zwischen den Toilettengängen kontinuierlich zu vergrößern. Einige Tricks helfen dabei, dass Sie den Gang zur Toilette hinauszögern, sobald Sie Harndrang verspüren:

- ▶ Setzen Sie sich hin.
- ▶ Bewegen Sie sich wenig.
- ▶ Spannen Sie die Dammmuskeln an.
- ▶ Kreuzen Sie die Beine.
- ▶ Halten Sie Ihren Penis fest, wenn dies unauffällig möglich ist.
- ▶ Richten Sie Ihre Gedanken auf etwas anderes, damit Sie die Signale der Blase vergessen.
- ▶ Beschäftigen Sie sich mit anderen Dingen wie Zeitunglesen oder Telefonieren, damit Sie nicht die ganze Zeit an den Gang zur Toilette denken müssen.

Schon nach kurzer Zeit werden Sie bemerken, das Sie Ihren Urin immer mehr zurückhalten können. Versuchen Sie, diesen Zeitraum auf drei bis vier Stunden auszudehnen. Halten Sie sich bei dem Training an den Zeitplan und praktizieren Sie mindestens vier Wochen lang, noch besser und nachhaltiger über einen Zeitraum von drei oder sechs Monaten. Die Symptome können sich aber auch noch im Laufe der darauffolgenden Monate weiter verbessern.

Wie Sie Ihren Beckenboden trainieren

Für viele Männer bleiben diese Muskeln ein unbekanntes Terrain. Nach einer Prostata-OP ist es aber die schnellste Möglichkeit, wieder „trocken" zu werden. Welche Übungen dafür geeignet sind, habe ich Ihnen ab Seite 109 zusammengestellt.

Wichtig ist, dass Sie bei diesen Übungen nicht zu ungeduldig mit sich selbst sind. Es ist möglich, dass teilweise bis zu sechs Monate gebraucht werden, bis die Muskeln und der Harnabfluss gut trainiert sind.

Nehmen Sie die Nachuntersuchung unbedingt wahr

Spätestens sechs Wochen nach der Operation sollten die Beschwerden verschwunden sein, auch wenn noch ein größerer Harndrang vorhanden ist. Eventuell wird eine Nachuntersuchung stattfinden, bei der Sie Gelegenheit haben, mit dem Arzt über alles zu sprechen, was Sie beschäftigt.

Wichtig ist eine Harnprobe, um festzustellen, ob sich eine Infektion im Körper befindet, und manchmal wird ein Harnabflusstest durchgeführt, um zu sehen, ob die Operation erfolgreich verlaufen ist.

Sexuelle Aktivität nach der OP – aber ja!

Unmittelbar nach der Operation werden Sie vermutlich kein sexuelles Verlangen haben. Das sollte Ihnen aber keinen Anlass zur Sorge geben, denn die Operation hat sicherlich nicht Ihre Libido ausgelöscht, sondern Sie sind vermutlich eher etwas ängstlich nach diesem nicht ganz unbedeutenden Eingriff.

Sobald Sie sich jedoch wieder in der Lage fühlen, können Sie die sexuelle Aktivität wieder aufnehmen. Allerdings raten einige Ärzte zur Vorsicht, weil der Sex negative Auswirkungen auf Blutgerinnsel und Verschorfungen haben könnte. Wieder andere meinen, dass die Ejakulation nicht mehr schaden kann als der Harnabfluss. Hören Sie also einfach auf Ihre innere Stimme und folgen Sie Ihrem Gefühl.

Vielleicht bemerken Sie Blut nach dem Geschlechtsverkehr, besonders wahrscheinlich ist das in den ersten sechs Wochen nach der Operation. Auch Blut im Urin ist möglich, aber Sie sollten sich nicht unnötig ängstigen, da kleine Mengen kein Anlass zur Sorge sein müssen.

▶ **Achtung!** Es ist gut möglich, dass sich nach der Operation eine retrograde Ejakulation einstellt. Das bedeutet, dass die Samenflüssigkeit aus der Harnröhre in die Harnblase zurückläuft, anstatt durch den Penis nach außen zu fließen. Dadurch kann es vorkommen, dass Ihr Harn trübe ist, weil er das Sperma enthält, das in die Harnblase zurückgeflossen ist.

Wenn bei Ihnen eine radikale Prostataentfernung durchgeführt wurde, haben Sie gar kein Ejakulat mehr. Denn die Prostata und die Samenblasen, die beiden Hauptproduzenten des Ejakulats, sind nicht mehr vorhanden. Erschrecken Sie also nicht!

Prostata: Die Wahrheit über Sex nach dem Krebs

Selbst bei den sogenannten nervenschonenden Verfahren zur Prostata-Entfernung lässt es sich kaum vermeiden, dass einige der für die Erektion erforderlichen Nerven und Blutgefäße zerstört werden. In vielen Fällen kehrt die Erektionsfähigkeit innerhalb von 18 Monaten nach der OP wieder zurück, insgesamt aber liegt der Prozentsatz der Operierten mit dauerhaften Potenzproblemen bei 50 bis 60 %. Trotz dieser betrüblichen Statistik können Sie mit ihren Partnerinnen durchaus befriedigenden Sex haben. Welche Möglichkeiten es dazu gibt und welche Vor- bzw. Nachteile sie haben, erfahren Sie hier.

Injektionen in den Penis (Schwellkörper-Auto-Injektions-Therapie – SKAT)

Die Vorstellung, sich eine Injektionsnadel in den Penis zu setzen, dürfte wohl jedem gesunden Mann einen Schauer über den Rücken jagen. Ich ermutige Sie allerdings zu dieser Behandlung, denn sie ist nicht nur die wirkungsvollste, sondern auch die am wenigsten kostspieligste. Die in den Spritzen enthaltenen potenzfördernden Wirkstoffe sorgen für eine sofortige Erektion – unabhängig davon, ob Mann sexuell erregt ist oder nicht. Je nach Höhe der Dosis hält die Erektion zwischen zehn Minuten und vier Stunden an. In Abstimmung mit Ihrem Arzt, der die Injektionen verordnen muss, legen Sie gemeinsam die optimale Dosierung fest. Der Arzt hilft Ihnen auch, die Injektion, die wegen der dünnen Kanüle nahezu schmerzfrei ist, zu üben. Rechnen Sie mit Kosten von 12 bis 20 € pro Injektion.

So wenden Sie die SKAT richtig an

Beachten Sie bei der Anwendung folgende Punkte:
- ▶ Desinfizieren Sie vor der Injektion die Einstichstelle.
- ▶ Wechseln Sie bei jeder Anwendung die Einstichstelle und die Penisseite.
- ▶ Eine Erektion tritt nach 10 bis 15 Minuten ein.
- ▶ Wenden Sie die SKAT höchstens dreimal pro Woche an.
- ▶ Warten Sie mindestens 24 Stunden bis zur nächsten SKAT.

▶ **Unerwünschte Nebenwirkungen:** Bei Überempfindlichkeit bzw. Überdosierung kann es zu einer Dauererektion kommen, die nicht nur sehr schmerzhaft ist, sondern unbehandelt im schlimmsten Fall zu völliger Impotenz führen kann. Ihrem Arzt stehen für diesen Fall wirksame Gegenmittel zur Verfügung.

In sehr seltenen Fällen kann es bei einer SKAT zu Schmerzen in Ihrem Penis kommen. Und bei einigen Männern entwickeln sich tastbare Knötchen im Bereich der Injektionsstelle, die jedoch wieder verschwinden können. Mit einer wechselnden Injektionsstelle können dauerhafte Knotenbildungen vermieden werden.

Warum SKAT nicht für jeden Mann geeignet ist

Bei diesen Gegenanzeigen sollten Sie keine Injektionstherapie anwenden:
- ▶ Überempfindlichkeit auf die Wirkstoffe Alprostadil, Papaverin und Phentolamin
- ▶ Penisverkrümmung (Induratio penis plastica)
- ▶ Schwellkörperfibrose
- ▶ Erkrankungen, bei denen es zu verlängerten Erektionen kommen kann, wie Sichelzellenanämie, Leukämie oder Multiples Myelom

▶ Beachten Sie, dass eine Kombination mit anderen Arzneimitteln zur Behandlung einer erektilen Dysfunktion zu vermeiden ist.

Was Sie zu potenzfördernde Pillen wissen müssen

Wem Injektionen zu umständlich oder ein Graus sind, der entscheidet sich für die bei Bedarf unauffällig einzunehmende Potenzpille als bequeme Alternative. Die Wirkstoffe Sildenafil (Handelsname: Viagra), Vardenafil (Levitra) und Tadalafil (Cialis) fördern beim sexuell erregten Mann den Blutfluss in den Penis und verbessern die Erektion. Diese Wirkstoffe funktionieren am besten bei Männern, die in guter gesundheitlicher (körperlicher) Verfassung sind und bei denen keine ernsthaften Erkrankungen vorliegen. Die Erektion hält typischerweise zwischen einer und drei Stunden an. Eine Tablette kostet zwischen 12 und 15 €, je nach Verpackungseinheit. Die Wirkstoffe sind verschreibungspflichtig, die Kosten werden nicht von den gesetzlichen Kassen übernommen.

▶ **Unerwünschte Nebenwirkungen:** Die genannten Wirkstoffe können gefährliche oder gar tödliche Nebenwirkungen auslösen, wenn sie zusammen mit Nitroglyzerin-Präparaten (oft bei Herzproblemen verordnet) eingenommen werden! Weitere Nebenwirkungen sind Kopfschmerzen, Bluthochdruck, Schwindelanfälle, eine verstopfte Nase, Herzrasen, Sehstörungen und eine Dauererektion.

Halten Sie sich wegen des hohen Nebenwirkungspotenzials genauestens an die von Ihrem Arzt empfohlene Dosierung, und setzen Sie das Mittel sofort ab, wenn Sie eine ungewöhnliche Reaktion Ihres Körpers registrieren.

So wenden Sie eine Vakuumpumpe richtig an

Hierbei handelt es sich um einen unten offenen Plastikzylinder, der über den erschlafften Penis gestülpt wird. Mit einer Handpumpe wird dann die Luft aus dem Zylinder gepumpt. Durch den Unterdruck strömt Blut in den Penis. Mit einem elastischen Stauring um die Peniswurzel wird nach Entfernen der Pumpe ein vorzeitiger Blutrückfluss verhindert. Die so herbeigeführte Erektion sollte nach spätestens 30 Minuten durch Abstreifen des Staurings beendet werden. Im Gegensatz zu den bisher genannten Potenzhilfen werden die Kosten einer Vakuumpumpe bei ärztlicher Indikation von den gesetzlichen Kassen übernommen.

▶ **Unerwünschte Nebenwirkungen:** Manche Männer berichten über Missempfindungen oder gar Schmerzen bei der Anwendung, Frauen bemängeln das befremdliche, wenig romantische Hantieren. Vorsicht: Vakuumpumpen aus dem Sex-Shop unterliegen nicht immer Qualitätskontrollen und erzeugen oft ein zu starkes Vakuum, wodurch das Gewebe geschädigt werden kann!

Wann sich Implantate anbieten

Wer mit den bisher beschriebenen Maßnahmen keinen Erfolg hat oder sie aus anderen Gründen ablehnt, sollte mit seinem Arzt über die Möglichkeit eines Penis-Implantats sprechen. Es gibt zwei verschiedene Ausführungen. Gemeinsames Wirkprinzip: In den Penis werden biegsame Prothesen oder – besser – Hohlkörper implantiert. Letztere können mithilfe eines Pumpballs im Hodensack bei Bedarf mit Flüssigkeit gefüllt werden und so den Penis aufrichten. Viele Männer mit diesen Penis-Implantaten schätzen die unkomplizierte Bedienung. Ohne Spritze, Pille oder Pumpe erfreuen sie sich eines nahezu normalen Sexlebens. Die Zufriedenheitsquote liegt bei 90 %. Kehrseite der Medaille: Die hohen Kosten werden bei ärztlicher Indikation von den gesetzlichen Kassen zwar übernommen, allerdings behalten sich manche Kassen eine Einzelfallprüfung vor. Erkundigen Sie sich bitte vorher nach den Vorgaben Ihrer Kasse. Die OP inklusive bis zu einem einwöchigem Krankenhausaufenthalt und Materialkosten bei einer hydraulischen Hohlkörper-Implantation schlägt mit 14.000 € und mehr zu Buche.

▶ **Unerwünschte Nebenwirkungen:** In ca. 3 % der Fälle treten im Anschluss an die OP Infektionen auf, bei Diabetikern sind es sogar etwa 8 %. Auch ist in 15 bis 20 % der Fälle damit zu rechnen, das nach einigen Jahren Reparaturen am Hydrauliksystem erforderlich werden, die einen erneuten Eingriff erforderlich machen. Nach dem Einsetzen der Implantate kann es bis zu ein Jahr dauern, bis der erste Orgasmus wieder möglich ist. Die Benutzung ist allerdings bereits nach ca. 6 Wochen nach dem Eingriff möglich.

> ▶ **Mein Tipp:**
> Für welches Verfahren Sie sich auch entscheiden: Lassen Sie sich ausführlich von Ihrem Arzt (Urologe, Androloge) beraten, hören Sie eine zweite Meinung – und vor allem: Beziehen Sie Ihre Partnerin in die Entscheidungsfindung ein.

Prostatitis: Eine schmerzhafte Entzündung der Prostata

Die meisten Männer sind sich der Gefahren einer Prostatavergrößerung im Alter bewusst. Aber irgendwann wird fast die Hälfte aller Männer mit einer wesentlich schmerzhafteren Prostataerkrankung konfrontiert: einer Entzündung der Prostata, auch Prostatitis genannt. Die Prostatitis ist eine der am meisten vernachlässigten Krankheiten in Europa. Sie betrifft mehr Männer als Prostatakrebs oder eine Prostatavergrößerung. Die Schmerzen, die eine Prostatitis verursacht, sind schlimmer als die bei einer BPH. Eine Prostatitis ist meist nicht lebensbedrohlich, sie kann aber schwierig zu diagnostizieren und zu behandeln sein.

Wie jedes andere Organ kann auch die Prostata von einer entzündlichen Erkrankung befallen werden. Bei einer solchen Infektion wird die Prostata gereizt und kann sich infolgedessen entzünden sowie anschwellen. Sie wird in den meisten Fällen von einer bakteriellen Infektion ausgelöst. Die Bakterien gelangen von außen durch die Harnröhre in die Prostata und rufen dort entzündliche Veränderungen hervor.

Doch auch von innen droht der Prostata Gefahr, wenn nämlich Keime aus Nieren oder Harnblase über die Harnleiter und die Harnröhre zur Prostata gelangen.

Zudem kann die Prostata unter anderem durch Radfahren, Joggen und Tätigkeiten gereizt werden, bei denen sie Vibrationen ausgesetzt ist. Auch die Anspannung der Beckenbodenmuskulatur als Reaktion auf Stress kann solch ein Reiz sein.

Die Prostatitis tritt meistens bei Männern im Alter von 30 bis 50 Jahren auf, sie kann aber auch ältere Männer betreffen.

Wie Ihr Arzt eine Prostatitis diagnostiziert

Wenn Ihr Arzt eine Prostatitis vermutet, wird er Ihren Bauch und Ihren Unterbauch auf Druckschmerzempfindlichkeit hin untersuchen. Durch eine rektale Untersuchung (durch den Enddarm mit dem Finger) kann Ihr Arzt feststellen, ob die Prostata entzündet ist. Während dieser Untersuchung könnte Ihr Arzt versuchen, eine Flüssigkeitsprobe aus der Drüse zu gewinnen. Durch Massage presst er dabei die Flüssigkeit aus der Drüse in die Harnröhre. Die so gewonnene Flüssigkeitsprobe wird auf Anzeichen einer Infektion oder Entzündung untersucht.

Zusätzlich wird eine Urinprobe auf Bakterien und weiße Blutzellen untersucht. Bakterien bestätigen eine Infektion, während weiße Blutzellen auf eine Entzündung hindeuten. Die Anwesenheit beider kann eine bakterielle Prostatitis anzeigen. Werden nur weiße Blutzellen nachgewiesen, deutet das auf eine nichtbakterielle Form der Prostatitis hin.

Zudem überprüft Ihr Urologe, ob vom Penis bzw. der Harnröhre Flüssigkeit abgesondert wird, und er untersucht Ihren Penis sowie die Hoden und Nebenhoden auf Anzeichen für Entzündungen und Schmerzen.

Bei einer Prostatitis können die PSA-Werte stark erhöht sein bzw. starken Schwankungen unterliegen.

▶ **Wichtig!** Eine Prostata-Entzündung muss immer behandelt werden, da ansonsten schwere Infektionen im Harntrakt entstehen können!

Es gibt 4 Formen der Prostatitis

1. Akute bakterielle Prostatitis: Sie ist die seltenste und zugleich schwerste Form der Prostatitis, andererseits aber auch einfach zu diagnostizieren und sehr effektiv zu therapieren. Oft treten die

Symptome plötzlich auf. Dazu gehören Fieber, Schüttelfrost, ein Grippegefühl, Schmerzen im Kreuz und in der Genitalregion, Harndrang, häufiges Urinieren, Schmerzen oder Brennen beim Wasserlassen, verminderter Harnstrahl, Spuren von Blut im Urin sowie ein schmerzhafter Samenerguss.

Die akute bakterielle Prostatitis entsteht aus einer Infektion der Prostata. Sie wird im Allgemeinen durch Bakterien hervorgerufen, die sich normalerweise im Dickdarm befinden, jedoch in das Harnsystem eingewandert sind (auch nach medizinischen Eingriffen) und sich in der Prostata niedergelassen haben.

Wenn Sie bei sich folgende Symptome bemerken, sollten Sie an eine akute bakterielle Prostatitis denken:

- Schüttelfrost, Fieber
- Schmerzen im Bereich der Geschlechtsorgane oder in den Schenkeln
- Unwohlsein
- Schmerzen im Dammbereich zwischen Hodensack und After
- Schmerzen im Lendenwirbelbereich
- Schmerzen im Unterbauch
- Schmerzen beim Wasserlassen
- Blut im Urin
- häufiger Harndrang
- übel riechender, trüber Urin
- Schmerzen bei der Ejakulation

Wenn Sie eine akute Prostatitis bei sich vermuten, ist es wichtig, dass Sie sich sofort in medizinische Behandlung begeben. Denn dieser Typ von Prostatitis kann ernste Störungen zur Folge haben, unter anderem die Unfähigkeit zu urinieren.

Meist wird nach der Untersuchung und Feststellung der Prostatitis eine zwei- bis vierwöchige Antibiotika-Behandlung verschrieben, die schnell Erfolge zeigt, weil das Medikament im Inneren der Prostata wirkt.

Eine Prostatitis verursacht oft einen erhöhten PSA-Wert. Nach der Antibiotikum-Behandlung sollte der PSA-Wert wieder abgesunken sein. Ist das der Fall, können Sie ziemlich sicher sein, dass die Prostatitis für seine Erhöhung verantwortlich war.

▶ **Achtung!** Ein wichtiger Unterschied zu einer BPH oder auch Prostatakrebs ist, dass diese beiden Erkrankungen im Frühstadium vollkommen schmerzfrei verlaufen. Eine Prostatitis hingegen ist von Anfang an sehr schmerzhaft.

2. Chronische bakterielle Prostatitis: Auch bei dieser Verlaufsform handelt es sich um eine bakterielle Infektion. Die Symptome ähneln im Allgemeinen denen einer akuten bakteriellen Prostatitis, obwohl sie meistens schwächer sind und sich langsamer entwickeln. Eine chronische Prostatitis

- ▶ kann auch durch wiederkehrende **Blaseninfektionen** angezeigt werden.
- ▶ dauert länger als drei Monate an.
- ▶ ist durch eine wechselnde Intensität der Beschwerden gekennzeichnet.

▶ **Mein Tipp:**
Ein weiterer Faktor ist häufig ein **Zinkmangel** in der Prostataflüssigkeit. Die Prostataflüssigkeit wird kontinuierlich freigesetzt und enthält einen potenten antibakteriellen Faktor, der freies Zink als wichtigsten Wirkstoff enthält. Männer mit niedrigem Zinkspiegel in der Prostataflüssigkeit scheinen für eine chronische Prostatitis besonders anfällig zu sein.

▶ **Wichtig!** Bei diesen beiden Formen der Prostatitis sollten Sie Geschlechtsverkehr vermeiden, solange Sie sich in Behandlung befinden und an den symptomatischen Beschwerden leiden. Die Möglichkeit ist hierbei groß, dass Sie die durch eine Infektion hervorgerufenen Beschwerden auf Ihre Partnerin übertragen, die sich dann als Blasenentzündung oder Scheideninfektion äußern. Selbstbefriedigung ist aber nach Rücksprache mit Ihrem Arzt möglich.

3. Chronische nicht bakterielle (abakterielle) Prostatitis: Sie ist die häufigste Form der Prostatitis und zugleich am schwierigsten zu diagnostizieren beziehungsweise zu behandeln. Das rührt unter anderem daher, dass ihre Ursache unbekannt ist.

Obwohl die Symptome praktisch die gleichen wie bei der chronischen bakteriellen Prostatitis (häufiger Harndrang und Schmerzen beim Wasserlassen, Schmerzen in der Prostata, in den Geschlechtsorganen oder im Mastdarm, Schmerzen im Lendenwirbelbereich nach dem Geschlechtsverkehr, wässrige Absonderungen aus dem Penis, ebenfalls nach dem Geschlechtsverkehr) sind, sind keine Bakterien im Urin oder in der Prostataflüssigkeit nachweisbar. Jedoch kann die Anwesenheit von weißen Blutzellen eine Entzündung anzeigen. Die Behandlung richtet sich meist mehr auf die Linderung von Symptomen aus als auf die Heilung der Erkrankung.

▶ **Wichtig!** Hämorrhoiden, Probleme im Enddarmbereich und Analfissuren können bei den chronischen Formen der Prostatitis ein Mitauslöser sein. Lassen Sie das in einer Praxis für Hämorrhoiden- und Enddarmkrankheiten abklären.

Prostatitis: Eine schmerzhafte Entzündung der Prostata

▶ **Mein Tipp:**
Die Behandlung der chronischen abakteriellen Prostatitis kann gut mit natürlichen Nahrungsergänzungsmitteln auf der Basis von Roggenpollen (500 mg am Tag) unterstützt werden. Die entzündungshemmenden Eigenschaften lassen Reizungen abklingen. Allerdings benötigen Sie ein wenig Geduld. Denn eine Besserung tritt erst nach etwa drei Monaten ein und eine vollständige Heilung kann mitunter bis zu einem halben Jahr oder länger dauern.

Der vermutlich angenehmste Tipp zum Schluss: Häufige Samenergüsse lindern die chronische abakterielle Prostatitis. Das kann sowohl durch Geschlechtsverkehr als auch durch Masturbation erreicht werden. Durch den Samenerguss wird die Prostata von Sekretüberschuss gereinigt.

4. Asymptomatische entzündliche Prostatitis: Es ist durchaus möglich, dass Sie eine Prostatitis haben und nichts davon bemerken. Es treten keinerlei Schmerzen oder Beschwerden auf. Das nennt die Wissenschaft eine asymptomatische entzündliche Prostatitis. Ein Arzt entdeckt diese Erkrankung meist dann, wenn andere Dinge abgeklärt werden, wie etwa Ursachen für Unfruchtbarkeit oder auch bei der Vorsorgeuntersuchung für Prostatakrebs.

Warum die Prostatitis Ihre Zeugungsfähigkeit einschränkt

Generell kann sich eine Prostatitis negativ auf Ihre Zeugungsfähigkeit auswirken – besonders Männer mit chronischer Prostatitis sind davon betroffen. Analysen haben gezeigt, dass die Prostataflüssigkeit von Patienten Veränderungen im Hinblick auf das Aussehen und die chemischen Bestandteile der Flüssigkeit anzeigt. Diese Veränderungen stehen wohl im direkten Zusammenhang mit den qualitativen Eigenschaften der Spermien und dadurch auch mit der Zeugungsfähigkeit. Wenn es mit dem Kinderwunsch nicht so recht klappen will, sollte man eine Laboruntersuchung machen lassen, die Auskunft über die Anzahl und Vitalität der Spermien gibt.

So können Sie dem Problem auf den Leib rücken

Antibiotika sind bei allen Typen der Prostatitis bei der Behandlung die erste Wahl. Die akute bakterielle Form heilt meist unter einer Behandlung mit Antibiotika. Die chronische bakterielle Form reagiert dagegen weniger empfindlich auf Antibiotika, sodass die Behandlung länger dauern und nicht so wirksam sein könnte. Die Symptome können jedoch mit einer niedrig dosierten Antibiotika-Langzeittherapie bekämpft werden.

Selbst wenn Ihr Arzt eine nichtbakterielle Prostatitis vermutet, kann er ein Antibiotikum verschreiben, um zu beobachten, ob eine Symptombesserung eintritt. Wenn ja, könnte er vorschlagen, die medikamentöse Therapie fortzusetzen. Wenn nicht, wird meist das Medikament abgesetzt.

Ihr Arzt könnte auch die Einnahme eines Alpha-Blockers vorschlagen, der den Harnfluss bessern kann. Frei verkäufliche Schmerzmittel können Ihre Beschwerden oder Schmerzen ebenfalls lindern.

Wenn verspannte Beckenboden- oder Enddarmmuskeln zu Ihrer Erkrankung beitragen, kann eine Physiotherapie angeraten sein. Sie lernen dabei, wie Sie diese Muskeln entspannen können.

Bei manchen Männern sind Techniken zur Stressverminderung hilfreich. Auch regelmäßige warme Sitzbäder können Schmerzen lindern und Muskeln entspannen.

Prostatitis: Eine schmerzhafte Entzündung der Prostata

▶ **Meine Spezial-Tipps:**
Einige Ärzte sind der Auffassung, dass die Massage der Prostata hilfreich ist. Die Hauptursache für die Schmerzen bei einer Prostatitis liegt am Druck in der Prostata. Durch die bakterielle Infektion sammeln sich dort Flüssigkeiten, wie beispielsweise Samenflüssigkeit, an. Eine probate Möglichkeit, die Prostata zu entlasten, ist eine Massage. Der Arzt führt dabei den behandschuhten Finger in das Rektum ein und übt leichten Druck auf die Prostata aus. So werden die überschüssigen Flüssigkeiten und Ablagerungen aus der Prostata herausbefördert. Außerdem wird die Vorsteherdrüse besser durchblutet. Dadurch haben gleich haben gleichzeitig verabreichte Antibiotika es leichter, den erkrankten Organismus zu erreichen. Insgesamt schrumpft die Größe der Drüse ein wenig und kann das Verschwinden der Symptome bewirken. Das Verfahren kann etwas schmerzhaft sein. Allerdings bringt die Druckentlastung eine ganze Zeit lang eine enorme Schmerzlinderung für den Patienten. Eine Prostatamassage können Sie auch selbst durchführen. Wie das geht, stelle ich Ihnen auf Seite 210 vor. Ihnen können auch häufige Ejakulation (zwei- bis dreimal pro Woche) helfen, den Druck zu mindern. Außerdem hat sich die von mir vorgestellte Abkochung aus Brokkoli bei Prostata-Entzündungen als sehr hilfreich erwiesen (siehe Seite 213).

Checkliste: Prostatitis

Wenn Sie Anzeichen einer Prostatitis bemerken, rate ich Ihnen, Folgendes zu tun:

▶ **Gehen Sie sofort zum Arzt** (Hausarzt oder Urologe). Am besten, nehmen Sie Ihre Partnerin gleich mit. Unter Umständen muss auch sie behandelt werden, damit es nicht zu einer Reinfektion kommt.

▶ In den folgenden Wochen sollten Sie unbedingt ein **Kondom benutzen,** damit keine neuen Keime eindringen können. Zudem enthält das Ejakulat noch einige Zeit infektiöse Erreger, die sonst auf Ihre Partnerin übertragen werden könnten.

▶ **Physische Reizung** der Prostata **vermeiden,** das heißt nicht Rad fahren oder reiten und keine langen Autofahrten.

▶ **Abkühlung des Unterleibs vermeiden** (angemessene Bekleidung, nicht auf kalter Unterlage sitzen, nasse Badehose sofort wechseln).

Wie Sie eine Prostatamassage von Schmerzen entlastet

Da die Massage (auch Prostatadrainage genannt) dreimal die Woche durchgeführt werden sollte, ist es vermutlich sinnvoll, wenn Sie sich mit dem Gedanken anfreunden, diese selbst durchzuführen. Dafür erhalten Sie jetzt von mir eine genaue Anleitung: Besorgen Sie sich Einmalhandschuhe und Gleitcreme. Ziehen Sie einen Handschuh an und befeuchten Sie Ihren Zeige- oder Mittelfinger mit der Gleitcreme.

▶ **Legen Sie ein Handtuch auf Ihr Bett.** Legen Sie sich auf der rechten Seite (wenn Sie Rechtshänder sind) bäuchlings auf das Bett. Ziehen Sie Ihr rechtes Bein an. Führen Sie Ihre Hand hinten über den Rücken oder zwischen den Beinen durch und beginnen Sie, Ihren Anus leicht zu massieren. Führen Sie dann mit kleinen

Prostatitis: Eine schmerzhafte Entzündung der Prostata

Hin- und Herbewegungen Ihren Finger in den Enddarm ein. Ist der Finger vollkommen eingedrungen, strecken Sie das Bein wieder aus. Der Nagel sollte Richtung Rücken zeigen.

Alternative Stellung: Nehmen Sie vorher ein warmes Sitzbad, das lockert. Hocken Sie sich dann in die Badewanne oder Dusche, und führen Sie Ihren Finger in der Hocke ein.

▶ **Nun versuchen Sie, die Prostata zu ertasten.** Es ist eine eindeutig spürbare Delle am Boden des Darms. Dort sitzt die Prostata, die wegen der Infektion vermutlich stark angeschwollen ist. Günstigerweise fühlen Sie eine kleine Vertiefung in der Mitte.

▶ **Orientieren Sie sich langsam mit dem Finger.** Sie werden Bereiche an der Prostata ertasten, die sich weich und „sumpfig" anfühlen. Das sind die Stellen, in denen sich Flüssigkeit befindet. Sie werden aber auch Stellen ertasten, die richtig fest oder hart sind. Dort sind möglicherweise die Drüsengänge sehr stark angeschwollen. Eventuell fühlen Sie auch Bereiche, an denen Sie das Gefühl haben, Sie ertasten kleine Steinchen. Hier hat der Körper versucht, die Infektion abzukapseln.

▶ **Beginnen Sie** rechts an den „sumpfigen" Stellen **mit Ihrer Druckmassage** (sie lassen sich leichter „entwässern"). Bewegen Sie ihren Finger langsam, mit dauerhaftem, leichten Druck für etwa zehn Sekunden über diese Stelle. Das Gleiche wiederholen Sie links. Arbeiten Sie sich dann über die anderen Bereiche vor.

▶ **Mein Tipp:**
Sie können eine Druckverstärkung auf die Prostata ausüben, indem Sie Ihre linke Hand auf den Bauch unterhalb des Nabels legen und gegendrücken.

▶ Wenn Sie nach der ersten oder zweiten Anwendung geübt sind, drücken Sie erst gezielt rechts und dann links. **Steigern Sie den Druck mit jeder Anwendung.** Wenn Sie es richtig machen, tritt über Ihren Penis ein wenig Flüssigkeit aus, die zuvor in der Prostata „gestaut" war. Es ist auch möglich, dass sich der Erfolg Ihrer Massage durch ein leichtes Brennen äußert, was aber nach kurzer Zeit nachlässt.

▶ **Urinieren Sie nach der Massage sofort,** um das herausgelöste infizierte Material aus dem Körper auszuschwemmen. Trinken Sie hinterher außerdem viel Flüssigkeit, um diesen Vorgang zu unterstützen.

Meist spüren Sie schon nach der dritten Anwendung eine Besserung. Die Erfahrung zeigt aber, dass Sie die Massagen mindestens vier Wochen lang durchhalten sollten.

▶ **Mein Tipp:**
Schmerzt es zu sehr, können Sie etwa eine Stunde vor der Anwendung ein Schmerzmittel (wie z. B. Ibuprofen) einnehmen.

Mit einer Brokkoli-Kur gegen Prostatitis und BPH: 98 % der Anwender sind danach beschwerdefrei

Brokkoli ist nicht nur lecker, sondern auch ein natürliches Antibiotikum, das entzündungshemmend und immunregulierend wirkt. Die meisten Patienten mit Prostatitis oder anderen Prostataleiden haben Erfahrungen mit Antibiotika hinter sich, die ihnen unter Umständen nicht helfen, jedoch teilweise beachtliche Nebenwirkungen erzeugen. Nicht so die Brokkoli-Kur nach Professor Ibrahim Adnan Saracoglu, die ich Ihnen hier Schritt für Schritt vorstelle.

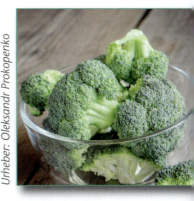
Urheber: Oleksandr Prokopenko

Erfinder dieses Rezepts ist der türkische Mikrobiologe Professor Ibrahim Adnan Saracoglu. Er empfiehlt es bei folgenden urologischen Beschwerden:

- gutartige Prostatavergrößerung (BPH)
- Prostatitis
- chronische Harnwegsinfektionen
- Blut im Urin
- erhöhter PSA-Wert

So bereiten Sie die Brokkoli-Kur zu

Besorgen Sie sich frischen oder tiefgekühlten Brokkoli. Köcheln Sie 250 bis 500 Gramm davon in einem Liter Wasser vier bis maximal fünf Minuten. Seihen Sie die Brokkoli-Abkochung durch ein Sieb ab. Trinken Sie morgens und abends jeweils einen halben Liter dieser Abkochung ohne Zugabe von Salz oder Gewürzen 20 Minuten vor dem Frühstück beziehungsweise Abendessen.

▶ **Achtung!** Nach dem Trinken der Brühe dürfen Sie mindestens 20 Minuten lang nichts zu sich nehmen (außer Wasser).

Bereiten Sie den Sud unbedingt täglich frisch zu. Den gekochten Brokkoli können Sie gut als Beilage zum Mittagessen verwenden oder zu Suppe pürieren.

Nehmen Sie diese Abkochung insgesamt 21 Tage lang ein. Nach der ersten Woche machen Sie bitte unbedingt drei Tage Pause, bevor Sie wieder für sieben Tage mit der Kur fortfahren. Schließen Sie eine weitere Wiederholung an (ohne die drei Tage Pause). Dann beenden Sie die Kur.

Was Sie während der Kur beachten sollten

Um den Erfolg der Therapie zu gewährleisten, beachten Sie während der Brokkoli-Kur unbedingt folgende Punkte:

- ▶ Verzichten Sie auf scharfe Gewürze wie Curry, schwarzen gemahlenen Pfeffer und Peperoni.
- ▶ Trinken Sie keinen Kaffee.
- ▶ Reduzieren Sie den Verzehr von tierischen Fetten, konsumieren Sie also möglichst wenig Fett.
- ▶ Vermeiden Sie in der Zeit das scharfe Anbraten von Fisch, Fleisch und Gemüse.
- ▶ Trinken Sie täglich mindestens 1,5 Liter Wasser.

Was Sie während der Kur erwartet

Nach drei bis sieben Tagen bemerken Sie eine erste Linderung Ihrer Beschwerden. Wenn Sie über die Harnblase Flocken ausscheiden, ist das ein gutes Zeichen. Der Körper scheidet dann die Infektionsreste aus.

Nach Erfahrungen von Prof. Saracoglu erreichen ca. 98 % der Patienten nach den 21 Tagen ihr Therapieziel. Ungefähr 2 % der

Patienten benötigen eine etwas längere Therapiezeit. Das ist dann der Fall, wenn sich die erwartete Wirkung nach den 21 Tagen nicht einstellt. Dann führen Sie die 21-tägige Kur nach einer Woche Pause noch einmal durch.

> ▶ **Mein Tipp:**
> Haben Sie bereits eine langjährige Leidensgeschichte (mindestens acht Jahre) hinter sich, rate ich Ihnen, nach der 21-tägigen Brokkoli-Kur jeden zweiten Monat eine weitere siebentägige Kur durchzuführen.

Die positiven Effekte ...

Eine Begleiterscheinung einer vergrößerten Prostata sind Probleme mit der Sexualität. Gleichzeitig mit der Verbesserung der Prostatabeschwerden durch die Brokkoli-Therapie verschwinden auch die sexuellen Probleme wieder. Zudem werden Sie durch den Brokkolisud einen regelmäßigen Stuhlgang bekommen, was für Sie – wenn Sie unter einer Prostatavergrößerung leiden – sehr günstig ist.

... und seine möglichen Nebenwirkungen

Leider sind der Geruch und der Geschmack (Brokkoli ist nun mal ein Kohlgemüse) nicht jedermanns Sache. Aber ich garantiere Ihnen: Die Erfolge werden Sie versöhnen! Bei längerer Anwendung von Brokkoli-Abkochungen kann es in Einzelfällen zu Störungen der Jodverwertung in der Schilddrüse und zu einer Kropfbildung kommen. Wenden Sie das Rezept daher nur kurmäßig höchstens sechs Wochen lang an. Falls Sie an einer Schilddrüsenerkrankung leiden, nehmen Sie medizinische Kohlzubereitungen bitte nur nach Absprache mit Ihrem Arzt ein!

> ▶ **Mein Tipp:**
> In den Kurpausen können Sie täglich einen Esslöffel frische Brokkolisprossen/-keime essen. Die haben auch einen starken Effekt und schmecken zudem lecker.

Die beeindruckende Wirkung der Brokkoli-Kur ist vor allem auf die enthaltenen Flavonoide zurückzuführen. Diese wirken – in Kombination mit den anderen Inhaltsstoffen –

- ▶ entzündungshemmend
- ▶ antioxidativ
- ▶ hormon- und immunregulierend

Prostatodynie: Schmerzen der Seele im Beckenbereich

Eine Prostatodynie (Prostataschmerzen) ist eine psychosomatische Erkrankung, die durch anhaltenden, belastenden Stress ausgelöst werden kann.

Die Symptome einer Prostatodynie sind denen einer chronischen Prostatits ähnlich: Schmerzen in der Kreuzgegend und beim Wasserlassen, unangenehmes Druckgefühl und Überempfindlichkeit im Bereich des Damms, Probleme im sexuellen Bereich (vorzeitiger Samenerguss, mangelndes sexuelles Interesse) – solche Symptome deuten auf eine Prostata-Kongestion (oft auch als Prostatopathie bezeichnet) hin.

Ursache der Beschwerden ist ein zu starker Blutandrang (Kongestion) oder ein Sekretstau in der Vorsteherdrüse. Eine Entzündung oder Infektion der Drüse liegt nicht vor. Dazu kommen Verkrampfungen der glatten Muskulatur im prostatanahen Bereich des Harnleiters und des Blasenhalses. Später kann der Rückfluss von Urin in die Prostatagänge und Samenleiter chemisch verursachte Entzündungen hervorrufen.

Neben psychosomatischen Auslösern sind häufig Unterkühlung oder mechanische Reize die Auslöser – etwa Reiten, Auto- und Motorradfahren oder ständiges Sitzen im Beruf.

Welche Behandlungsmethoden Ihnen helfen

Die Prostatodynie ist ein relativ schwer zu behandelndes Leiden, bei dem auch schmerzstillende Medikamente oft keine Wirkung zeigen. Wichtiger ist die Erforschung und Behebung der psychosomatischen Ursachen. Wie anderen Menschen Aufregung „auf den Magen schlägt", manifestieren sich hier bei den Betroffenen Stress sowie sexuelle und Partnerschaftsprobleme, aber auch Erwartungsängste in Prostatabeschwerden.

Daher werden in diesem Zusammenhang stressabbauende Maßnahmen, Entspannungstechniken, Biofeedback und Psychotherapie mit gutem Erfolg eingesetzt.

Folgende Behandlungsmethoden haben sich ebenfalls als erfolgreich erwiesen:

- **Akupunktur**
- **Laserbehandlung**
- **muskelentspannende Mittel**
- **krampflösende Medikamente**
- milde **pflanzliche Beruhigungsmittel** (zum Beispiel Ginseng)
- häufige **Samenergüsse**, um die Prostata vom Sekretüberschuss zu reinigen
- Studien haben gezeigt, dass Prostataschmerzen durch eine mit Mikrowellen künstlich herbeigeführte **Erhöhung der Körperwärme** gelindert werden. Dabei wird die Temperatur der Prostata durch ein spezielles Instrument über den Mastdarm von 37 auf 42,5 °C erhöht. Durch die Anregung der Blutzirkulation führt das zu einem schnelleren Heilungsprozess des Körpers. Für eine erfolgreiche Behandlung ist eine einstündige Sitzung pro Woche in einem Zeitraum von sechs Wochen nötig.
- **Heiße Sitzbäder,** die die Prostata erwärmen, können ebenfalls Linderung verschaffen.
- **Gezielte Entspannungsübungen** helfen bei der Lockerung der Muskulatur und machen oft muskelentspannende Medikamente unnötig.
- Zusätzlich können Sie durch eine regelmäßige **leichte sportliche Bestätigung** und eine **ballaststoffreiche Ernährung** die Verdauung regeln, was bei Männern, die an Prostatodynie leiden, besonders wichtig ist.

Greifen Sie zu pflanzlichen Mitteln

Gute Erfahrungen bei der Behandlung der Prostatopathie wurden auch mit Roggenpollen-Extrakt gemacht (500 mg am Tag), berichtet Privatdozent Dr. Winfried Valensieck aus Bad Wildungen. Rund 80 Prozent der mit dem pflanzlichen Präparat behandelten Männer hätten über eine deutliche Besserung der Beschwerden berichtet. Allerdings ist eine Behandlung mit dem pflanzlichen Präparat über einige Monate hinweg erforderlich.

Alle Inkontinenzformen und deren Symptome

Warum Harndrang nicht gleich Harndrang ist und Sie sich mit einer Blasenschwäche nicht einfach abfinden sollten

Häufiger Harndrang ist bei Männern ab 60 Jahren normal. Auch ein ein- bis zweimaliger nächtlicher Toilettengang ist durchaus noch als normal anzusehen. Eine Harninkontinenz hingegen ist kein unausweichliches Übel steigenden Alters! Und auch zwischen Harndrang und Harndrang gibt es gravierende Unterschiede. Machen Sie sich mit Hilfe meiner Übersicht ein Bild von den Blasenfunktionsstörung. Die gute Nachricht: Zahlreiche Therapieformen ermöglichen Ihnen wieder ein normales, unbeschwertes Leben – oft sogar ohne Operation.

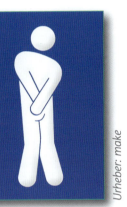

Urheber: make

▶ **Wichtig!** Viele Menschen, die an Harninkontinenz leiden, schränken ihre Flüssigkeitszufuhr ein, um dadurch das Problem „in den Griff" zu kriegen. Tun Sie das auf keinen Fall! Harninkontinenz ist kein Problem der Flüssigkeitsaufnahme. Sie fördern so die Entstehung einer Blasenentzündung, was einen Teufelskreis in Gang setzt!

Wichtig bleibt allerdings die richtige Diagnose. Und hier haben auch manche Ärzte noch Wissenslücken. Daher sollten Sie vor dem Arztbesuch auf jeden Fall unseren Inkontinenz-Selbsttest auf Seite 228 machen. Er gibt Ihnen und Ihrem Arzt wichtige Hinweise auf die Ursachen der Störung.

Die unterschiedlichen Inkontinenzformen auf einen Blick

Belastungs- oder Stressinkontinenz

▶ **Ursache:** Hier stehen nicht Sie, sondern Ihre Blase unter Stress. Es wird permanent Druck auf die Blase ausgeübt, dem sie nicht standhalten kann. Bei einer Druckerhöhung in der Blase durch Husten, Pressen, Lachen, Niesen oder auch beim Heben schwerer Lasten kommt es zum unwillkürlichen Urinabgang. Typischerweise handelt es sich dabei nur um geringe Urinmengen. Schuld sind schwache Beckenbodenmuskeln. Betroffen sind meist Männer nach einer Prostata-Operation.

▶ **Harndrang:** Harndrang tritt nicht auf. Kennzeichen der Stressinkontinenz ist, dass der Urinverlust plötzlich und ohne einen zuvor verspürten Drang erfolgt.

▶ **Therapie:** Beckenbodenmuskulatur stärken.
Wichtig! Hier gehören Ihr Wille und ein Stück Disziplin dazu: In den meisten Fällen ist regelmäßiges Training der Blasenfunktion oder der Muskulatur erforderlich, das Sie konsequent durchführen müssen. Doch die Mühe lohnt sich! Erst wenn die natürlichen Behandlungsmaßnahmen nicht mehr ausreichen, sollten Sie eine Operation in Erwägung ziehen. Bei Belastungsinkontinenz hat sich in den letzten Jahren der Einsatz von Kunststoffschlingen, die die Harnröhre umschließen, durchgesetzt. Die Ansprechraten auf den ambulant durchführbaren Eingriff liegen bei bis zu 80 %.

Drang- oder Urgeinkontinenz („Reizblase")

▶ **Ursache.** Bei der Dranginkontinenz berichten die Patienten über einen unangenehmen Harndrang beim unfreiwilligen Urinabgang. Sie schaffen es nicht mehr rechtzeitig zur Toilette. Ursächlich wird diese Form der Inkontinenz unterteilt in eine motorische und eine sensorische Dranginkontinenz.

Dabei liegt der **motorischen Dranginkontinenz** eine Überaktivität des Blasenmuskels zugrunde. Man findet sie häufig bei neurologischen Erkrankungen (z. B. Morbus Parkinson, Morbus Alzheimer, bei Hirntumoren oder auch bei Polyneuropathien).

Bei der **sensorischen Dranginkontinenz** erfolgt der unwillkürliche Urinabgang ohne Kontraktionen des Blasenmuskels. Sie ist häufig die Folge von Erkrankungen der Blase wie Blasenentzündungen, -tumoren oder -fremdkörpern (Blasensteine).

Oft nicht beachtet wird, dass auch Medikamente auf die Blasenmuskulatur wirken und so eine Dranginkontinenz auslösen können. Beispiele sind Blutdruckmittel (ACE-Hemmer, Kalzium-Antagonisten, Beta-Blocker), Antidepressiva, Beruhigungsmittel (Diazepam) oder Antihistaminika. Wenn bei Ihnen Inkontinenz-Probleme im zeitlichen Zusammenhang mit der regelmäßigen Einnahme von Medikamenten auftreten, sollten Sie Ihren Arzt darauf aufmerksam machen und eventuell das Medikament wechseln.

Betroffen sind Frauen und Männer gleichermaßen, und zwar in jedem Lebensalter.

▶ **Harndrang:** Tritt stark auf. Der Harndrang setzt dann unerwartet und so plötzlich ein, dass sich die Blase entleert hat, bevor Sie die nächste Toilette gefunden haben.

▶ **Therapie:** Eine Dranginkontinenz lässt sich medikamentös behandeln. Genannte Erkrankungen abklären lassen; Therapie mit Spasmolytika (wirken krampflösend auf den Muskel). Antibiotische Therapie z. B. eines Harnwegsinfekts. Sind Blasensteine oder etwa eine Zyste die Ursache der Inkontinenz, müssen sie beseitigt werden (eventuell durch eine Operation), und der Patient ist seine Probleme los.

Kombinieren Sie Beckenboden-Gymnastik mit **Toiletten-Training:** Suchen Sie möglichst nur in bestimmten Intervallen die Toilette auf, die Sie allmählich verlängern. Angestrebt wird ein vierstündiger Rhythmus, obwohl
die individuellen Intervalle von diesem Rhythmus deutlich abweichen können.

Botox stoppt den Drang. Injektion von Botulinum-Toxin (Botox) in die Blasenmuskulatur, was die überaktive Blasenmuskulatur beruhigt (die Behandlung muss etwa alle sechs bis zwölf Monate wiederholt werden).

Die Injektionen stoppen den Drang in 72 % der Fälle. Mithilfe eines Katheters bringt der Arzt die Lösung in die zuvor entleerte Blase, wo sie mindestens eine halbe Stunde lang gehalten werden sollte. Zu Beginn der Behandlung haben sich vier bis sechs Anwendungen in einem wöchentlichen Abstand bewährt, danach reicht eine Injektion pro Monat. Die Behandlung ist frei von Nebenwirkungen, allerdings übernehmen die Kassen die Kosten von etwa 80 € pro Injektion nicht.

Reflexinkontinenz

▶ **Ursache.** Die Ursache für die Reflexinkontinenz liegt entweder in Rückenmarkserkrankungen bzw. -verletzungen wie beispielsweise der Querschnittslähmung (spinale Reflexinkontinenz) oder in Hirnleistungsstörungen (supraspinale Reflexinkontinenz).

▶ **Mein Tipp:**
Machen Sie Blasenklopftraining. Dabei beklopfen Sie Ihre Blase in regelmäßigen Abständen von circa drei Stunden. Dieses Klopfen löst einen Reflex aus, der dafür sorgt, dass sich die Blase zusammenzieht und es zum Abgang von Urin kommt.

▶ **Harndrang:** Die Blase entleert sich, ohne dass vorher ein Harndrang spürbar ist.

▶ **Therapie:** Katheterisierung, Elektrostimulation oder Operation.

Überlaufinkontinenz („Harnträufeln")

▶ **Ursache:** Durch eine Prostatavergrößerung oder auch eine Harnröhrenverengung kann es passieren, dass die Blase nicht ganz geleert werden kann. Mit der Zeit sammelt sich in der Blase so viel Restharn an, dass sie ständig überfüllt ist und der Harn unkontrolliert zu träufeln beginnt. Der Patient kann den Abgang des Urins dann nicht mehr willentlich verhindern. Von dieser Form der Inkontinenz sind vor allem Männer betroffen.

Auch hier werden zwei Formen unterschieden: Das ist zum einen die **obstruktive Überlaufinkontinenz,** bei der der Blasenausgang durch ein Hindernis verengt ist. Dieses Hindernis kann etwa ein Tumor oder eine vergrößerte Prostata sein. Die Betroffenen leiden unter einem starken Harndrang.

Die **funktionelle Überlaufinkontinenz** ist typisch für die diabetische Polyneuropathie. Hierbei ist die Blasenmuskulatur so schwach, dass die Blase sich bis zum Überlaufen füllt.

▶ **Harndrang:** starker Harndrang.

▶ **Therapie:** Befolgen Sie meine Tipps in diesem ratgeber; notfalls Operation der vergrößerten Prostata.

Extraurethrale Inkontinenz

Zu guter Letzt wird die extraurethrale Inkontinenz beispielsweise durch Harnfisteln oder angeborene Anomalien abgegrenzt.

Alle Inkontinenzformen und deren Symptome

▶ **Mein Tipp:**
Oft hilft das Absetzen bzw. Reduzieren inkontinenzfördernder Medikamente wie Sedativa oder Diuretika. Auch Medikamente wie ACE-Hemmer, Beta-Blocker und Antidepressiva verursachen manchmal unwillkürlichen Harnabgang. Lesen Sie sich die Packungsbeilage genau durch, oder sprechen Sie Ihren Arzt darauf an!

Was Sie vorübergehend tun können

Wenn die Harninkontinenz (eventuell vorübergehend) unbeherrschbar geworden ist oder sich der Therapieerfolg erst einstellen muss, erkundigen Sie sich bei Ihrem Arzt über die verschiedenen zur Verfügung stehenden Hilfen. Je nach Bedarf handelt es sich dabei um Vorlagen, Einlagen oder Unterhosen unterschiedlicher Größe mit perfekter Passform, sodass „Pannen" von vornherein weitgehend ausgeschlossen sind.

▶ **Mein Tipp:**
Der Hausarzt kann, wenn Harninkontinenz diagnostiziert wurde, sämtliche Hilfen auf Kassenrezept verordnen. Viele Ärzte wissen nicht, dass diese Hilfen keinem Budget unterliegen, und weisen darauf hin, dass sie sparen müssen. Bestehen Sie auf der Verordnung der Hilfen, wenn Sie sie brauchen – es ist Ihr Recht. Dem Arzt droht deswegen kein Regressverfahren! Bitten Sie Ihren Arzt, dass er sich bei den zuständigen Stellen davon überzeugt.

Worauf Sie beim Kauf achten sollten

Bei der Auswahl der Hilfen ist es wichtig, auf gute Qualität zu achten, denn nicht alle Erzeugnisse sind gleichwertig. Legen Sie Wert auf Einlagen, die die Flüssigkeit schnell aufnehmen und in tiefer liegende Schichten weiterleiten, sodass die Haut trocken bleibt. Ein „eingebauter" Geruchsstop garantiert sorgenfreies Tragen. Speziell für Männer gibt es Kondom-Urinale, die über den Penis gestreift werden und den Harn in einen unter der Kleidung getragenen Beutel ableiten. Es ist wichtig, dass Sie die Inkontinenz-Hilfen nutzen, denn damit wird der Alltag selbst bei absoluter Harninkontinenz wieder problemlos!

Mit diesen 3 Tipps schlafen Sie mit einer überaktiven Blase wieder gut

1. **Vorbereitung ist alles.** Sie können sich zur Sicherheit eine Inkontinenz-Auflage ins Bett legen oder selbst eine Einlage tragen.
2. **Schränken Sie die Aufnahme von Flüssigkeiten ein,** bevor Sie ins Bett gehen. Trinken Sie nach 18 Uhr deutlich weniger als am Tag.
3. **Vermeiden Sie folgende Nahrungsmittel** und Getränke, die Ihre Blase irritieren oder überbeanspruchen:
   - Koffein – das ist ein Entwässerungsmittel, das die Harnmenge ansteigen lässt,
   - Alkohol – in jeder Form und Menge,
   - Orangen- und Pampelmusensaft,
   - Cranberry-Saft – ist ein Reizstoff, wenn Sie eine überaktive Blase haben,
   - stark gewürztes Essen – zum Beispiel Curryreis oder Curry-Geschnetzeltes,
   - säurehaltige Nahrungsmittel wie Tomaten und Tomatensoße,
   - künstliche Süßstoffe wie Aspartam – sie wirken auf die Blase reizend.

Alle Inkontinenzformen und deren Symptome

▶ **Mein Tipp:**
Doppelt hält besser: Gehen Sie zweimal Wasser lassen, bevor Sie sich ins Bett legen! Versuchen Sie kurz vor dem Zubettgehen zweimal Wasser zu lassen. Gehen Sie ins Badezimmer, und nehmen Sie sich Zeit auf der Toilette. Putzen Sie sich dann Ihre Zähne, und machen Sie sich fertig fürs Zubettgehen. Dann, kurz bevor Sie sich hinlegen wollen – auch wenn Sie nicht das Gefühl haben, Wasser lassen zu müssen –, versuchen Sie zu urinieren und schauen, ob Sie noch ein bisschen herausdrücken können – und wenn es nur eine sehr kleine Menge ist.

Selbsttest: Welche Inkontinenzform liegt vor?

Die Behandlung der Blasenschwäche richtet sich danach, um welche Form der Inkontinenz es sich handelt. Dieser Test gibt Ihnen erste Hinweise darauf, welche der häufigsten Formen (Stress- oder Dranginkontinenz) vorliegt. Wenn eine Aussage auf Sie zutrifft, markieren Sie bitte den dahinterstehenden Buchstaben.

	Antwort
Manchmal verliere ich ungewollt Urin, z. B. beim Niesen, Lachen oder bei körperlicher Anstrengung.	A
Ich verliere auch ohne solche Anlässe Urin.	B
Meinen Harndrang kann ich oft kaum unterdrücken. Auch das „Anhalten" klappt nicht immer.	B
Den Harnstrahl kann ich meist bewusst stoppen.	A
Ich muss tagsüber fast stündlich zur Toilette und nachts mindestens zweimal.	B

Auswertung: Wenn Sie am häufigsten „A" angekreuzt haben, spricht das dafür, dass bei Ihnen eine Stressinkontinenz vorliegt. Überwiegt dagegen das „B" in ihren Antworten, leiden Sie vermutlich eher an einer Dranginkontinenz. Bitte beachten Sie: Die endgültige Diagnose kann nur Ihr Arzt stellen. Dieser Test gibt ihm jedoch bereits erste Hinweise. Nehmen Sie ihn ausgefüllt zum nächsten Arztbesuch mit.

Was Sie beim Arzt erwartet

Mein dringender Appell an Sie lautet: Haben Sie Probleme mit starkem Harndrang und finden Sie Ihre Symptome in der Übersicht auf Seite 221 wieder, zögern Sie nicht, zum Arzt zu gehen. Denn selbst in hohem Alter kann Inkontinenz oft noch erfolgreich behandelt werden.

Wenn durch die Harninkontinenz die Aktivitäten des täglichen Lebens – etwa Kino- und Theaterbesuche, Einkaufsbummel oder Urlaubsreisen – beeinträchtigt werden, ist eine Behandlung dringend erforderlich, sonst wird Ihr Leidensdruck mit der Zeit zu groß, und Sie ziehen sich immer mehr in Selbstisolation zurück.

Erste Schritte zu einer erfolgreichen Behandlung sind ein Gespräch mit dem Hausarzt und die nachfolgende Untersuchung.

Zu Beginn der Untersuchung wird Ihnen der Arzt eine Reihe von Fragen stellen – etwa ob sich Harndrang auch bei Nacht einstellt, ob die Inkontinenz von bestimmten Begleitsituationen abhängig ist, wann sie begonnen hat etc. Viele Ärzte verwenden zur Befragung einen Fragebogen, den Sie möglichst gründlich ausfüllen sollten. Allein die Antworten auf die Fragen können oft schon einen zuverlässigen Hinweis auf die Art, zuweilen auch auf die Ursache Ihrer Harninkontinenz liefern.

In jedem Fall gehört zur Diagnosestellung auch eine Untersuchung des Urins. So kann der Arzt feststellen, ob eventuell eine Harnwegsinfektion hinter den Problemen steckt. Manchmal schließt sich eine Ultraschall-Untersuchung an, die über die Beschaffenheit der Harnwege, der Blase, eventuell vorhandene Blasensteine oder eine vergrößerte Prostata informieren kann.

Zuweilen ist eine sogenannte urodynamische Untersuchung erforderlich, die wichtige Erkenntnisse über die Aktivität und die Funktion der Harnblasen-Muskulatur liefern kann.

Nächtlicher Harndrang: Es muss nicht automatisch eine Reizblase oder die Prostata dahinterstecken

Müssen Sie des Öfteren nachts Ihren Schlaf unterbrechen, um Wasser zu lassen? Dann geht Ihr erster Gedanke sicher in Richtung vergrößerte Prostata. Das kann, muss aber nicht die Ursache für den lästigen Harndrang sein. Erfahren Sie hier, woran es außerdem liegen kann.

Wer nachts regelmäßig die Toilette aufsuchen muss, weiß, wie nervend die Schlafunterbrechung ist: auch für den Partner. Auf Dauer ist die ständige Störung zudem gesundheitsschädigend, da die wichtigen Tiefschlaf- und Traumphasen, die für eine grundlegende körperliche und geistige Erholung wichtig sind, permanent unterbrochen werden.

▶ **Urologische Studie findet neue Ursache heraus.**
In einer aktuellen Studie haben Urologen des Universitätsklinikums Taipeh (Taiwan) herausgefunden: Es besteht ein direkter Zusammenhang zwischen nächtlichem Harndrang und Testosteronmangel. 509 Männer im Alter zwischen 40 und 80 Jahren nahmen an der Untersuchung teil. Die Urologen maßen das Prostatavolumen und bestimmten das Ausmaß der Nykturie (nächtlicher Harndrang).

Ein Drittel der Probanden beklagte vermehrten nächtlichen Harndrang. Diesen Männern galt das besondere Interesse der Wissenschaftler. Beim Vergleich gleichaltriger Männer fanden sie heraus, dass es Abweichungen bei den Hormonwerten gab: Bei Männern mit hohen Testosteronwerten kam der nächtliche Harndrang um 44 Prozent seltener vor.

Alle Inkontinenzformen und deren Symptome

▶ Was bedeutet das für Sie?

Die Studie ist ein eindeutiger Beleg dafür, dass Probleme beim Wasserlassen im Anfangsstadium gut behandelbar sind. Lassen Sie unbedingt Ihren Testosteronspiegel im Blut untersuchen, wenn Sie nachts oft auf die Toilette müssen. Sind die Testosteronwerte zu niedrig, nehmen Sie Nahrungsergänzungen wie B-Vitamine, Zink und Maca. Diese Mittel beeinflussen den Hormonspiegel positiv. Auch Hafer und Ginseng haben eine testosteronähnliche Wirkung.

Eine Extraportion Brokkoli, Kohl, Garnelen, Sojabohnen, Weizenkleie und Kürbiskerne helfen dem Testosteron ebenfalls auf die Sprünge.

Nachstehend noch einige Begriffe, die zum besseren Verständnis dienen

- **Akut:** plötzlich auftretend, schnell, heftig
- **Androgene:** Überbegriff für die männlichen Sexualhormone. Das wichtigste dabei ist das Testosteron.
- **Bakterien:** einzellige Kleinstlebewesen, die in Form von Kugeln (Kokken), Schrauben (Spirillen) oder Stäbchen (Bazillen) existieren
- **Blasenhals:** untere Öffnung der Harnblase, die in die Harnröhre mündet
- **Blasenkatheter:** künstliche Harnableitung bei Abflussbehinderung unterhalb der Blase, besonders bei Prostatahyperplasie und Harnröhrenverengung
- **Chlamydien:** Überbegriff für bakterienähnliche Mikroben, die Infektionen der Harnröhre und der Prostata hervorrufen können; eine der häufigsten Geschlechtskrankheiten, die zur Unfruchtbarkeit führt.
- **Drüsen:** Organe, die Wirkstoffe bestimmter chemischer Zusammensetzung bilden und als Sekrete nach außen absondern oder als Inkrete (Hormone) in die Blut- oder Lymphbahn abgeben
- **Dysurie:** erschwertes Wasserlassen bei Abflussbehinderungen wie Prostatahyperplasie und Harnröhrenverengung
- **Ejakulation, retrograde:** Samenerguss, der rückwärtig in die Harnblase erfolgt
- **Gonorrhö:** Tripper
- **Hämaturie:** Beimenge roter Blutkörperchen im Harn
- **Harnblase:** dehnbares Organ, in dem sich Urin ansammelt, sie fasst ca. 300 bis 400 Kubikzentimeter
- **Harnabflussrate:** die Geschwindigkeit, mit der der Urin aus der Harnblase entleert wird, wenn der Fluss am stärksten ist. Ist der Urinfluss schwächer als sonst, kann das auf eine Harnröhrenverengung hindeuten.

Nachstehend noch einige Begriffe, die zum besseren Verständnis dienen

- **Harnröhre:** Durch den Penis verlaufender Ausführungsgang, über den Urin von der Harnblase ausgeschieden wird
- **Harnstottern:** Der Harnabfluss verläuft stoßweise, es ist unmöglich, einen regelmäßigen Harnstrahl zu erzeugen.
- **Hyperplasie:** Vergrößerung eines Organs durch Vermehrung der Körperzellen
- **Inkontinenz:** Unvermögen, Harn oder Stuhl zurückzuhalten
- **Metastase:** Tochtergeschwulst, Verschleppung von Zellen einer bösartigen Geschwulst an einer anderen Stelle im Organismus als ihr Entstehungsort
- **Miktion:** Harnlassen, Blasenentleerung
- **Nykturie:** gehäuftes nächtliches Wasserlassen. Die Nieren produzieren nachts normalerweise weniger Urin, und man verspürt erst morgens Harndrang. Ist die Blase entzündet, oder enthält sie Restharn, wird man nachts wach, weil man eine volle Harnblase hat.
- **Papillom:** gutartige aus Epithel und Bindegewebe bestehende Geschwulst der Haut mit zottiger Oberfläche.
- **Penisprothese:** Vorrichtung innerhalb des Schwellkörpers des Penis, um eine Versteifung zu erzeugen und damit Geschlechtsverkehr zu ermöglichen
- **Polyurie:** häufiger Harndrang
- **Prostata:** Vorsteherdrüse; eine Drüse, um den männlichen Harnleiter am Ausgang aus der Harnblase. Sie produziert ein Sekret, das bei der Ejakulation dem Samen beigemischt wird.
- **Prostatahyperplasie:** gutartige Vergrößerung des inneren Prostatagewebes. Ursache ist eine Geschwulst, die Entzündungen, Steine und eine Erweiterung der Drüsenhohlräume hervorrufen kann
- **Prostatakarzinom:** Prostatakrebs
- **Prostatitis:** akute oder chronische Prostata-Entzündung; Ursache können in die Harnröhre aufsteigende Krankheitserreger sein.

- **Prostatodynie:** chronische, von der Prostata ausgehende Beschwerden ohne organische Ursache.
- **Pyurie:** Eiterharn; Vorhandensein von weißen Blutkörperchen oder Eiter im Harn
- **Sekretion:** Absonderung von chemischen Substanzen durch eine Drüse, Zelle oder ein Organ
- **Stoffwechsel:** chemische und physikalische Vorgänge, die das Leben erhalten, Zellen erneuern und Substanzen zur Energiegewinnung abbauen oder aus ihnen neue Substanzen zur Speicherung aufbauen
- **Urin:** Harn, klare bernsteingelbe Flüssigkeit, die von den Nieren produziert und über die Harnblase und die Harnröhre ausgeschieden wird
- **Urogenital:** die Harn- und Geschlechtsorgane betreffend
- **Urogramm, intravenös:** Röntgenkontrastbild von Nierenbecken und Harnleiter. Diagnostisches Verfahren für die Röntgendarstellung des Harntraktes, bei dem ein jodhaltiges Kontrastmittel durch intravenöse Injektion in die Blutbahn gebracht wird. Das Kontrastmittel erscheint auf dem Röntgenbild, wenn es von den Nieren ausgeschieden wird und die Harnwege füllt.
- **Urologe:** Facharzt für Krankheiten des menschlichen Harn- und Genitalsystems
- **Vasektomie:** Sterilisation des Mannes, bei der beidseitig die Samenleiter, die die Samenzellen von den Hoden in die Harnröhre transportieren, durchtrennt bzw. unterbunden werden
- **Zystoskop:** Blasenspiegel; ein Beobachtungssystem mit Beleuchtung, das durch die Harnröhre eingeführt wird, um die Harnblase zu untersuchen

Ihre Notizen

Ihre Notizen

Ihre Notizen

Ihre Notizen